生きられる癒しの風景

園芸療法からミリューセラピーへ

浅野房世・高江洲義英＊著

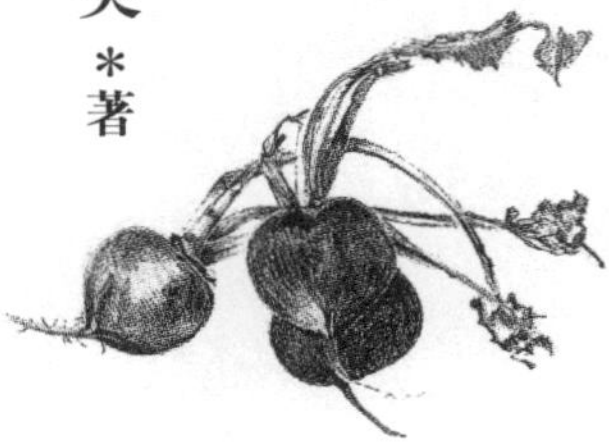

人文書院

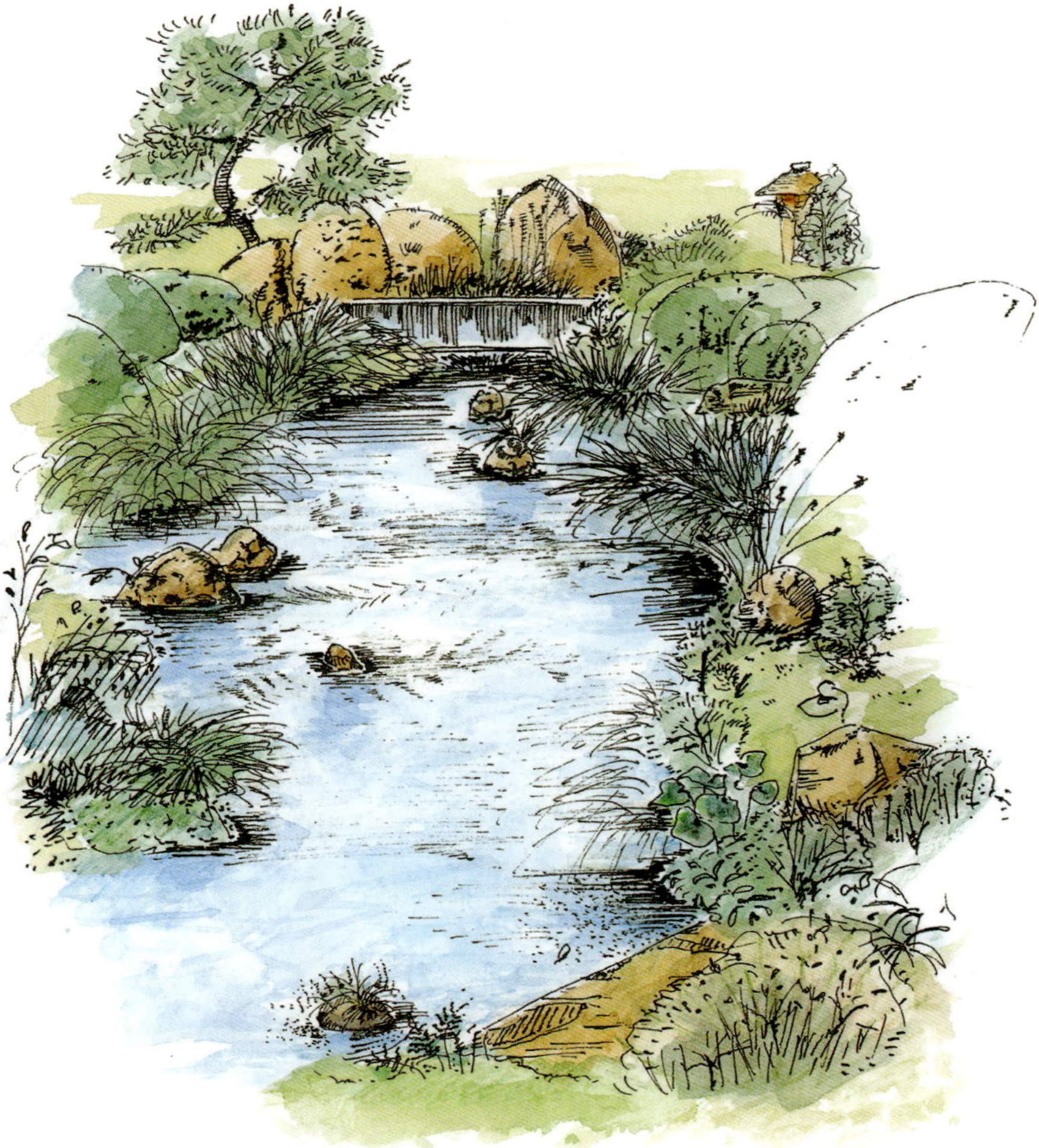

第一構成群

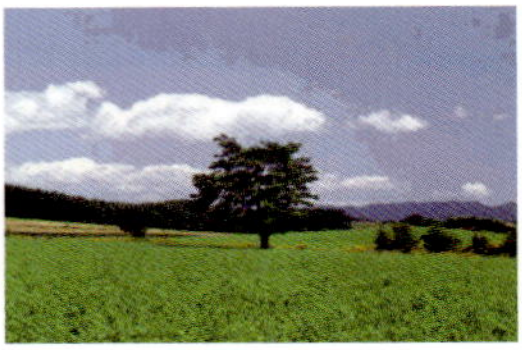

草　原

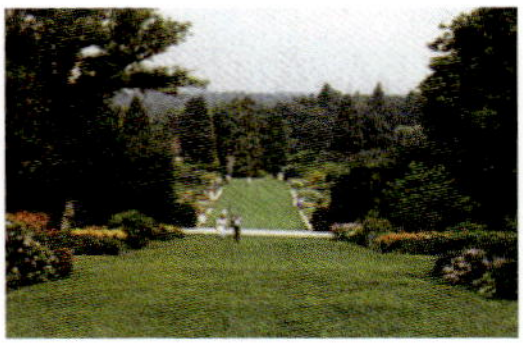

芝　生

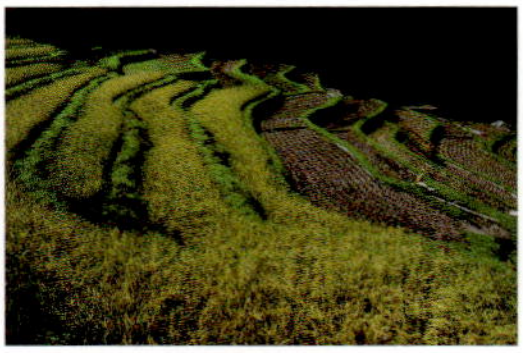

棚　田

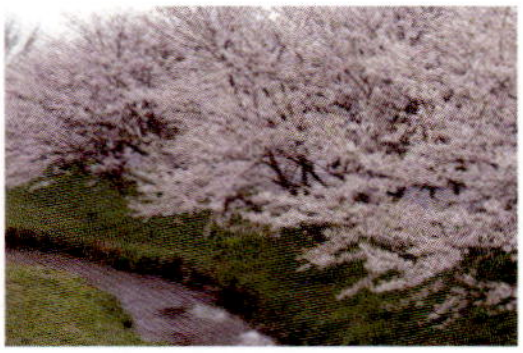

サクラ

第二構成群

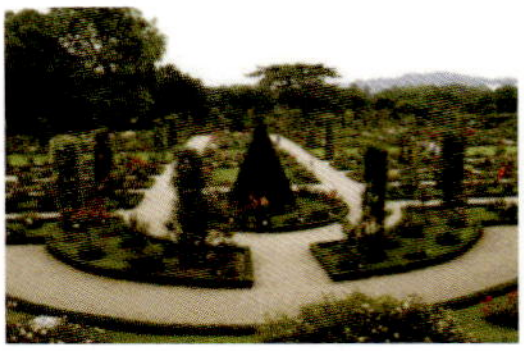

バラ園

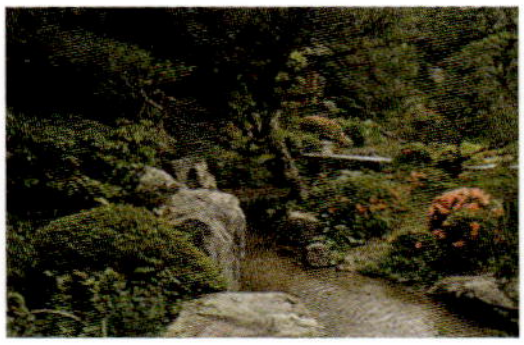

日本庭園

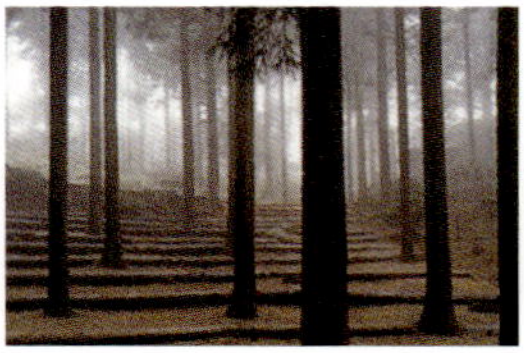

霧

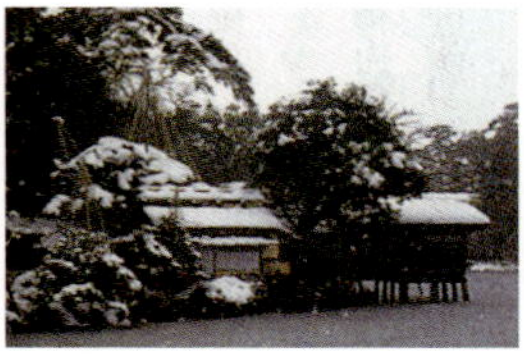

雪

第三構成群

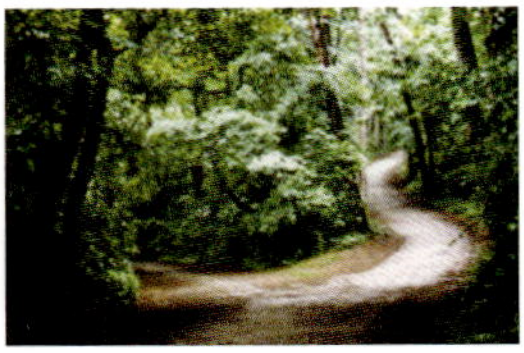

森の道

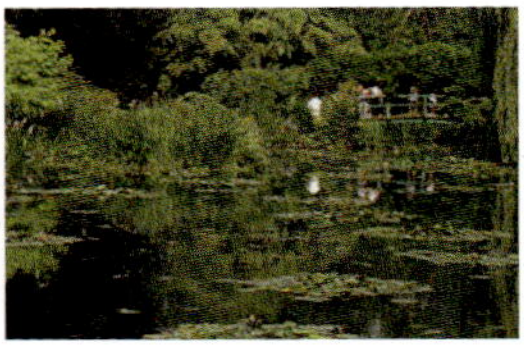

池

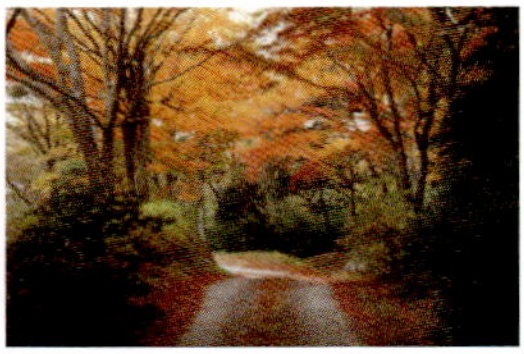

紅　葉

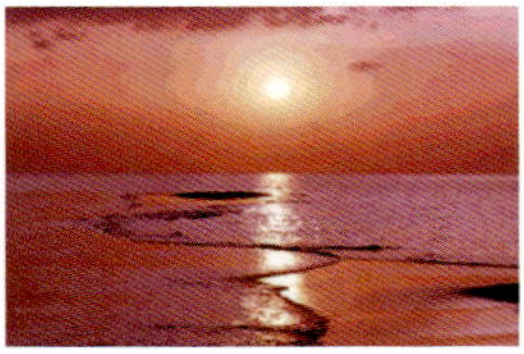

夕　日

アンケートに用いた風景写真（12枚）

1――はじめに

はじめに

人が生きられる癒しの空間とはどうあるべきかを考えていた。
その答えが得られないまま、多くの風景を眺め、探し歩いた。

二一世紀は、ミリューセラピー（Milieu Therapy）の時代である。
ミリューは、人間を取りまく空間であって、
人間が生きられる時間であって、
人間が出会う様式である。
その人のまわりにあるすべての物、土地、木、風、光の動き、
それらが、その場所に、生かされている一義であり、
生きられる風景を構成する要素である。

ミリューは時間でもある。
春夏秋冬の四季の変化は、
その人のまわりに次々と物語をもたらす種でもある。
すべての事柄は、時とともにうつろい、

変わりゆきながらも、またもとに近い場所にもどってゆく。

時は去り、
時は繰り返される。
空間のうつろいとともに、
時が再びもどったに見えても、
それは同じ時間ではない。
時と空間は、そこにいる人が雰囲気を醸し出す。
その時、その場所に、その人の気分をあらわす。

ミリューが、取り囲むエンバイロメントを越えて、
生きられる空間となるには、その質が重要である。
これが「生きられる風景」を探る意味である。

人は健康なときには、環境に順応して生きるが、
ひとたび病に落ちたとき、環境に対する間の悪さ、場違いの感覚に晒される。
しかし幻覚妄想のさなかにあっても、身内や仲間とのふれあいを求める。
認知症高齢者は症状が進んでも、
言語および非言語の表現において他者との接触を求めようとする。

このような人間の姿を見るにつけ、
出会い、気づき、働きかけ、見守られる、生きられる場が大切だと思う。
これが風景の技を探る端緒である。
人は、生きられる風景がなければ、生きられない……。

もくじ

生きられる癒しの風景

——園芸療法からミリューセラピーへ——

挿画　三宅麻未

I

生きられる空間と風景

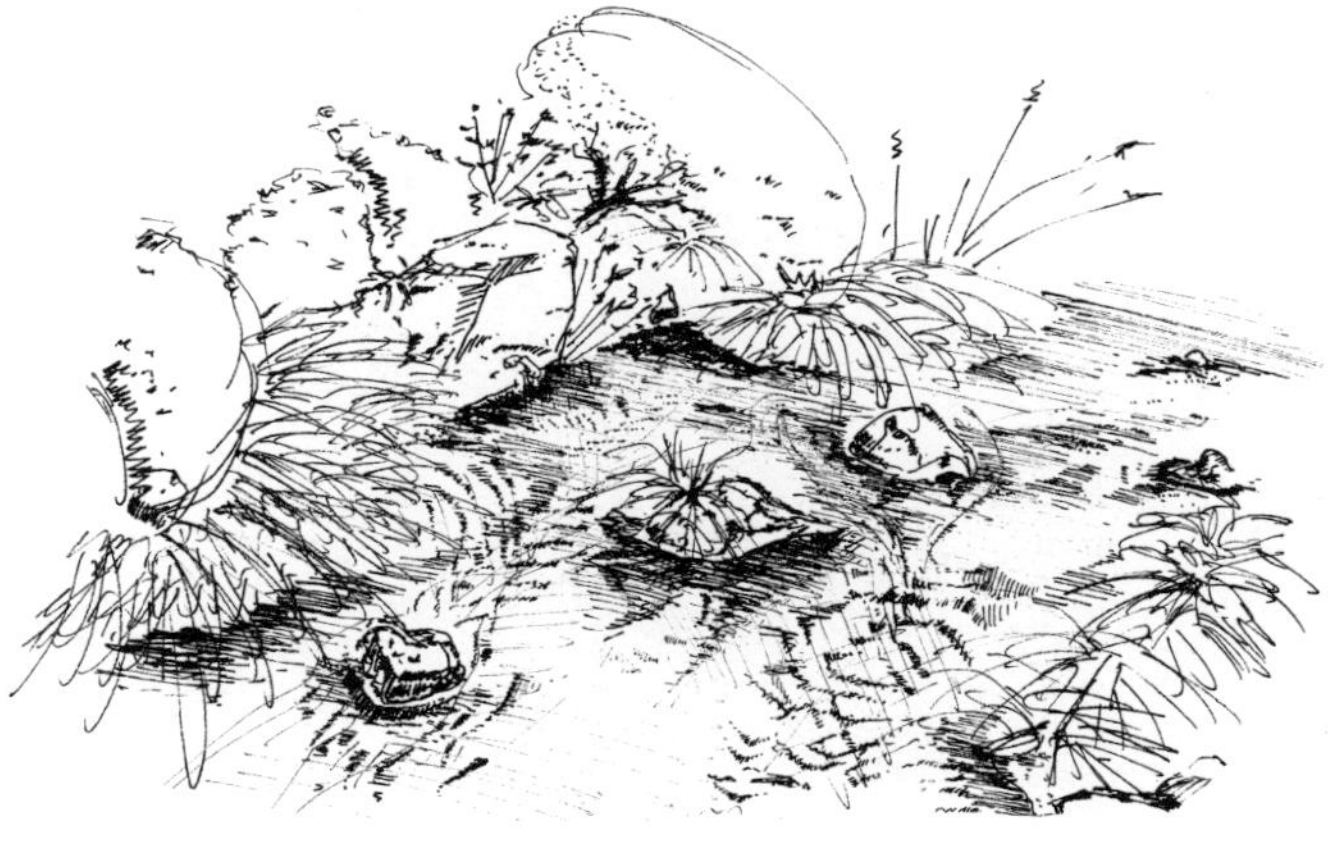

1 生きられる空間

生きられる時間とは

「人間の偉業は、道具を創造したことより、空間と時間を手なづけ、人間的な時間と空間を創造したことにある」と、フランスの人類学者であるA・ルロワ＝グーランはいう（一九七三）。

A・ルロワ＝グーラン『身ぶりと言葉』荒木亨訳、新潮社、一九七三年。

この本のテーマ「生きられる癒しの風景」は、むろん生きられる「空間」でもある。生きられる風景を考えるために、まずは、生きられる空間とそこに流れる時間について、考えてみる必要があるだろう。

生きられる空間に流れる時間とは、どのような質を持ったものでなければならないか。フランスの精神医学者であるE・ミンコフスキーは、著書『生きられる時間』（一九九九ａ）の中で、時間の質を、次のように説明している。

E・ミンコフスキー『生きられる時間　1』中江育生・清水誠訳、みすず書房、一九九九ａ年。

生きられる時間は、持続と安定性の現象（これは不動性や死とはまったく別物である）に、きわめてよく適合するのである。さらには、時間のなかを流れているとはいえ、それだけではなく、自己のうちに時間をふくみ、言ってみれば「時間的形姿」のようなものを構成する現象がある。若干の例を挙げてみるなら、思い出とそれを行う過去の喚起がそれであり、さらにまた、その本性上未来に向けられ、われわれが常に新しく前方に未来を創造して行くのを助けてくれる、欲望と希望とがそれである。

すなわち、人が生きられる時間とは、過去と繋がり、自己を喚起し、それゆえ未来に向かう希望をもてる時間性を持つものであると、述べている。

生きられる空間とは

ミンコフスキーは、空間に関しても、同本の下巻（一九九九b）で、次のように記述している。

生きられる時間があるように、生きられる空間も存在する。空間はわれわれが好奇心の強い傍観者、あるいは学術的な傍観者という単純な役割に満足して、自分をあたかも、この空間の外にいるかのように考えて設定してゆく幾何学的な諸結合関係に還元されるものではない。われわれは空間の中で生活し、行動している。そして人間の集団生活とまったく同じように、われわれ個人的生活も空間の中で営まれる。（中略）生命の開花にとって空間は、時間と同じように不可欠である。それは多様な様相を持つ空間の現象学、明るい空間と暗い空間、あるいは視覚空間と聴覚空間の現象学への第一歩だからである。

E・ミンコフスキー『生きられる時間 2』中江育生・清水誠・大橋博司訳、みすず書房、一九九九b年。

ドイツの代表的な教育学者であり、哲学者でもあるO・F・ボルノーも、著書『人間と空間』（一九八三）の中で、生きられる空間について、次のように述べた。

空間は決して人間に対して中立な、つねに同じものとして存続する媒体ではない。それらは互いに対立的にはたらく生の諸関連のなかでもろもろの意義に満たされており、しかもこれらの意義も、空間の場所や方位に応じて変わるのである。

またこれらの意義は、人間が空間に結びつける単に主観的な感情に帰されるものではなく、体験されている空間そのものの生粋の性格である。

O・F・ボルノー『人間と空間』大塚恵一・池川健司・中村浩平訳、せりか書房、一九八三年。

つまり、ボルノーは、人間が変化するためには、生きられている空間が、変化することを条件付けし、生きることや人間の存在そのものは、空間と関連してのみ存在する、すなわち、人間が生きるためには、空間を必要とするのだと強調している。

ボルノーや、ミンコフスキーの生きられる空間の条件を取りまとめると、次のようになる。

① 生きられる空間は、客観的な事物ではなく、その中に人間が浸り、生活する現実空間である。

② したがって、空間は主体の保護的存在であると同時に抵抗体ともなりうる。

③ 生きられることは、主体の主観ではなく、かといって客観だけでも成り立たた

ない。

④ 生きるという行為とともに、空間も変化する。

⑤ 生きられる空間は、未来に開かれている。

これらは「生きるための空間」の条件でもある。生きることには、保護も必要であるが、生きることへ挑み戦い、命と対峙することも必要である。また当然、生きるために、空間の変化にも対応してゆかなければならない。

このような諸々の緊張を強いられる生きる行為に対して、ボルノーは、「やすらぎ」という項目で、「人間は、外部との戦いに疲れ果てたときに、いつでもそこに退き、そこで緊張をとき、ふたたび自己自身へ戻ることのできる空間が必要である」と述べた。

人間の自己生成の過程を遂行するためには、特定の空間的諸前提を持たなければならないのである。

生きられる風景を探る

これらをふまえ、「生きられる風景」について、本著の主題である、癒しを必要とする対象者にとっての「生きられる空間」と位置づけると、もう一つ、条件が付加される。

生きられる風景は、

①「人がその中で、浸り生活する現実空間」
②「抵抗体ともなりうる保護的空間」
③「主観かつ客観的空間」
④「生きることで変化する空間」
⑤「未来に向かい、開かれた空間」
⑥「緊張を解き、自己自身を見直す、安らぎの空間」

と、まとめられる。

ミリユー（Milieu）を探して

本著は、あまり馴染みのない「ミリユー」（Milieu）という言葉を副題にすえている。人間を取り巻く「場」であり、「環境」に近い意味である。

生きられる風景は、このミリユーという言葉に包括できると考えている。

このミリユーが、園芸療法や森林療法、あるいは自然療法を包括し、環境療法を超えて、むしろポスト環境療法として、二一世紀のセラピーとして位置づけられると思う。「風景」、「癒し」、「生きられること」、「死」、をキーワードとし、ミリユーとは何なのか、そしてそれをセラピーとして活用することが、どのような意味や価値を持つものかについて、本著の論を進めてゆきたい。

2　風景について

最初にまず、「生きられる癒しの風景」というテーマの、「風景」とは何かについて、考えてみたい。

風景については、今までも多くの人々が、論じている。造園学、都市計画学、地理学、地質学、社会学、文学、歴史学、美学、心理学、哲学といった多様なジャンルがあげられる。そして、それらのほとんどは、「風景は単に形を論じることではない」と述べている。

風景は見えるもの・見えないもの？

たとえば、風景の「景」は、客観として目に見えるものをいうが、「風」は目に見えないものを表すものである。風景は、見えるものと見えないものに相わたって成立するのである（木岡、二〇〇二）。

風景は、「それを眺める人間が存在する」ことが、前提である。そして、その人間

木岡信夫「沈黙と語りのあいだ」安彦一恵・佐藤康邦編『風景の哲学』ナカニシヤ出版、二〇〇二年。

が、見慣れた日常とは異なるものに出あうとする。この差異性によって風景が現れる。これは、視覚によってのみではなく、嗅覚・触覚・味覚・聴覚などの感覚器全体を通して知覚し、見る者の記憶に蓄積されて成り立ってゆくものである。しかしこのように知覚され、記憶に積み込まれていく行為そのものが、すでに記憶の作用を被っている（コルバン、二〇〇二）。もう少しつけ加えると、これは意識の上のノエシス（心的活動）とノエマ（心的活動で考えられたもの）の関係に近い。ノエシスはノエマを支えると同時に他方で作り出すからである（ベルク、二〇〇二）。

A・コルバン『風景と人間』小倉孝誠訳、藤原書店、二〇〇二年。

A・ベルク『風土学序説』中山元訳、筑摩書房、二〇〇二年。

風景画に見る風景の捉え方

風景を「人間の示す自然観の指標」としてK・クラーク（一九八八）は、風景画を研究した。時代変遷の中で、人間は自然をさまざまな角度からとらえ、キャンバスの中に「風景」として表現していった。それは、時代によって風景が生活とどのように関係していたか、という表現の軌跡でもある。

K・クラーク『風景画論』佐々木英也訳、岩崎美術社、一九八八年。

ある時代は風景の中に神や祈りを表現し象徴化した。ある時代は事実をありのままに表現し、ある時代は風景の中に潜む神秘性を表出しようとした。時代が、中世から近代へと流れるにつれ、モティーフとする風景の高次的理想化から、あるがままを描くことへと変遷した。

太古には、自然への畏怖や感謝を洞窟や石器の紋様に表現した。たとえば縄文土器は、樹木の持つ力を紋様にして食器に写し、樹木の気を体内に取り入れようとした

（梅原、一九九八）。古代ギリシャやローマ時代には、人の生活の背景として自然が描かれた。中世キリスト教時代においては、風景は神の象徴と位置づけられた。

ルネサンスによる人間復権の世界では、人間を主体として、客体となる自然をどう扱うかが、絵画からよみとれるようになった（諸川、一九九八）。ルネサンス期の遠近法による風景のとらえ方では、それまで平面的にしか表現できなかった風景が、奥行きと広がりをもって、表現できるようになった（ベルク、一九九四）。この遠近法は、絵画の中心が設定され、絵画の中心である「主（モティーフ）」と、それ以外の「従」との区別関係が設けられた。主体の多くは人間であり、従は背景としての自然であった。主体は客体を持って一対の関係が成立する。遠近法の発展は、主体にとって「従」である自然をより具現化しようとする「客観性」を確立するものにつながった。

ダビンチが描いた、モナリザの背景としての風景が、これにあたる（高江洲ら、一九七六）。たしかに、ルネサンス以前の絵画の背景に、風景が描かれることはあったが、それは抽象的かつ平面的な構図で表現された。それは風景ではなく、中心人物を引き立たせるための背景、すなわち、「バック」の役割でしかなかった。しかしモナリザの背景は、幻想的な奥行きのある風景として存在しており、同じくダビンチの「最後の晩餐」の窓からみえる風景も、奥行きある広がりを表現している。

これ以後一六世紀に入ってから「風景」という意味を持つドイツ語の「ランドシャフト（Landschaft）」やフランス語の「ペイザージュ（Paysage）」という言葉が現れる。そして一九世紀、モネなどの印象派の活動によって、ヨーロッパ文化における風景の価値は、風景画を通して明確になっていった。

梅原猛『森の思想が人類を救う』小学館、一九九八年。

諸川春樹『西洋絵画史入門』美術出版社、一九九八年。

A・ベルク『日本の風景、西欧の景観　そして造形の時代』篠田勝英訳、講談社、一九九四年。

高江洲義英・高江洲田鶴子・吉田正子・国分京子・橋本ヒロ子「精神分裂症者の風景画と「間合い」」『芸術療法』七巻、一九七六年。

時代によって風景のとらえ方は変化してきたが、それは主体としての「自己」と客体としての「環境」の関係性の表れであった。

風景と「元風景」

ベルク（二〇〇〇）は、眺める主体である人間が、客体である風景をどういう個人的体験で眺めているかが、重要であると示唆し、「風景とは、集団あるいは個人の自然に対する関係の〝感覚的体験〟であり、風景を観賞するには、風景と何らかの精神的・肉体的体験で結ばれていなければならない。風景は文化的アイデンティティである」と述べる。

すなわち、眺める人間の文化がその空間を「風景」として位置づけるかどうかを決定するという論である。しかし一方では、全人類共通の「元風景」があることを否定せず、「元風景」を基盤にしながらも、文化による相違によって風景は分派してきたという（ベルク、一九九四）。この「元風景」は、ユングの「元型」の意味を継承している。ユングは元型を「人類共通の空想や夢などに見られ、印象的で影響力に満ちる人をひきつける、無意識の形を成す前の形であり、遺伝的な心的構造に属す表象」と説明する（ヤッフェ、一九九六）。すなわち、時代や文化を越え、人類の中に潜む元型として風景があるということである。

A・ベルク『風土の日本』篠田勝英訳、筑摩書房、二〇〇〇年。

前掲書『日本の風景、西欧の景観　そして造形の時代』。

A・ヤッフェ編『ユング――そのイメージとことば』氏原寛訳、誠信書房、一九九六年。

精神世界における風景

さて、さらに、風景を描く人間の意識と、描かれた風景を分析してゆくと、次のようなことが言える。

風景とは「私（主体・人間）」と「まわり（客体・自然）」との間に成立してきた「あいだがら（間柄・間・関連）」の世界であり、それは単なる物理的空間や地誌とは異なった意味を有している。このような精神史として風景を考えてゆくことは、人間の実存の歴史をたどることができるとともに、このような人間世界からの離脱を試みようとする精神病者の心性の理解にも役立つものとなる。

> われわれの生きている空間は、単に物理的距離や事物の標識作用で表現できるような硬く平坦な「地誌」的空間ではなく、そこには感情や気分がこめられた、柔軟で、遠近感（近づく、遠ざかる）や奥行（広がる・狭まる）のある風景的空間がある。
> このような二つの特性についてビンスワンガーは、客観的指標を備えた「定位的空間」(Orientierter Raum) と主観的感情によって規定された「気分的空間」(Gestimmter Raum) と呼び、ストラウスは知覚的認識の場としての「地誌的空間」(Geographischer Raum) と感情的把握の場としての「風景的空間」(Landschftlicker Raum) と、呼び分けている（高江州・大森、一九八四）。

高江洲義英・大森健一「風景と分裂病心性——風景構成法の空間論的検討」山中康裕編『風景構成法』岩崎学術出版社、一九八四年。

これら二つの空間のとらえ方は、正常の空間体験においては、互いに相応しつつ表裏の関係にあり、一つに結びついて、われわれの空間体験を成立させている。つまり健康者は風景的空間の諸印象を絶えず、地誌的空間の中に位置づけし、あるいは地誌的空間の諸標識を常に風景的空間の情感の中に包含して生きているのである。しかし病者は、その統合が困難となる。風景の捉え方そのものが、患者の内界のありようを理解する手がかりとなるのである。

風土の通態

風景は、気候、地形、地質、植生また、文化や生活、という風土に、統括される一部であるが（和辻、一九九八）、風景は「風土の変化行程の一シーン：通態」すなわち、「いつも変化しているもの」と、とらえることもできる（ベルク、一九九四）。これは、風景が、「主体（見るもの）」と「客体（見られるもの）」の二元論的関係ではなく、相互に関係し、変化するものだからである。精神においてとらえられる意味で主観的であり、とらえられたものが人間の外部世界に関係するという意味で客観的なものである（西田、一九九九）。風景とは、単なる環境が人間の「意味ある視線」によって、価値を持ち、それによってはじめて成立するものであり、環境を客観的にとらえる「景観」とは、この点からも異なるものである。

環境が風景となるための「意味ある視線」とは、「ある感覚的体験や、精神的・肉体的体験に基づく見方」であり、「審美的印象」（勝原、一九八六）といえる。この意

和辻哲郎『風土』岩波書店、一九九八年。

前掲書『日本の風景、西欧の景観　そして造形の時代』。

西田正憲「瀬戸内海の近代的風景の発見と定着」『ランドスケープ研究』六三巻一号、一九九九年。

勝原文夫『村の美学』論創社、一九八六年。

味ある視線によって、人間の心に刻み込まれ、対象者にとって意味ある風景となるものを、「原風景」や「心象風景」と呼ぶことができる（奥野、一九八三、高橋、一九八二）。

死と元風景

風景は、主体と客観の関係において存在する。つまり、ある空間が、ある人間の「意味ある視線」によって、その人にとっての特別な空間である「風景」となるわけである。このような風景は、ベルク（二〇〇〇）のいうように、風土の一シーンである。ということは、「風景」は主体の文化や生活、あるいは状況によって、変化するということになる。文化の異なる人間には、異なる風景が好まれるのである。

では、ベルク（一九九四）のいう〝全人類に共通の根元的な風景〟という「元風景」は、どのような風景なのだろうか。この元風景が、「生きられる癒しの風景」といえるのではないだろうか。

単なる地誌的空間が風景となる由が、「まなざし」であるなら、同質のまなざしを持った人々は、同質傾向の風景を癒しと感じるのではないか、L・ビンスワンガーのいう「気分的空間」（高江州・大森、一九八四）に変換される視点はなんであろうか？

著者らは、「死」という人間が回避できない事象に対面したときに、生を肯定し、また死を受け入れ、死を癒す「元風景」が、人間の生きられる普遍的な風景となり得るのではないかと考え、本著を進めてゆきたい。

奥野建男『文学における原風景』集英社、一九八三年。
高橋進『風景美の創造と保護』大明堂、一九八二年。

前掲書『風土の日本』。

前掲書『日本の風景、西欧の景観　そして造形の時代』。

前掲書『風景構成法』。

3 「癒し」という言葉

では、「生きられる空間」と「癒し」は、どのように結びついて「生きられる癒しの風景」となるのであろうか。癒しの空間を探る前に、「癒し」という言葉について考えてみたい。

癒しの意味と流行語化

本著は、「人が生きられる癒しの風景」を探ることであるが、「癒し」とはなんであろうか。

「癒し」という言葉が一般新聞紙上に記述されたのは、読売新聞一九八八年一一月一〇日夕刊文化欄の「癒し——心に根ざす病を解く、宗教と医療の提携を課題に」という記事からである（上田、一九九七）。本来この言葉は、宗教や医療に関係する言葉であった。

宗教上での癒しは、絶対的存在を認め、自らをゆだねることによって、「悩みが解消され、魂が癒される」、という信仰のありかたについて述べるものが多い。

医療分野で使われてきた「癒し」という言葉は、キュア（Cure）とケア（Care）の対比の中で、使われることが多い。キュア（治療）が、外科手術のように外部から部

上田紀行『癒しの時代をひらく』法蔵館、一九九七年。

分に対して作用するのに対し、ケア（介護）は患者の疾患への全人的世話によって癒しを与えるものである。治療は、対処療法のため副作用をともなうこともあるが、癒しを目ざすケアは、副作用が現れないと定義されている（ダッチャー、一九九五）。また、自然環境においては、生命力を流れにまかせることであり、癒しの作用とは、肉体の各細胞に刺激を与えて励起させ、適正な活動をさせるようにすることにある（スワン、一九九五）と使いわけている。

「癒し＝Healing」の語源は、「Whole（全体性）」にあり、同じ語源を持つものに「Health（健康）」があることからも、「対象者を全体的に健康にさせる」という意味を内在させている（モイヤーズ、一九九四）。宗教や医療で使われてきた言葉ではあるが、それは人間の生きて行く存在全体に関わる意味をもつ。上田（一九九七）は、「単に身体が正常に復することではなく、われわれが、自分自身の存在の在処をみつけだしているか、それが満たされているか、という次元で、使われる言葉」であるという。

この「癒し（あるいは「ヒーリング」）」という言葉が、日本の三大新聞（朝日、読売、毎日）に掲載された件数の推移を調べると、一九八八年に四件、一九八九年に二件、一九九〇年に二件みられ、その後は年々急増し、「流行語大賞」にも選ばれた一九九九年の掲載は二〇〇件を超えた。頻繁に新聞紙上で使用されるようになった契機の一つには、「癒し」が阪神淡路大震災の「罹災者に対する慰めの言葉」という意味で使われたことがあげられると上田も述べている。

このような「癒し（ヒーリング）」という言葉の一般化は、書籍のタイトルにもみ

E・ダッチャー『身心免疫セラピー』中神百合子訳、春秋社、一九九五年。

A・スワン『自然のおしえ　自然の癒し』金子昭・金子珠理訳、日本教文社、一九九五年。

B・モイヤーズ『心と治癒力』小野善邦訳、草思社、一九九四年。

前掲書『癒しの時代をひらく』。

られた。一九九〇年以前には「癒し」という言葉を含む書籍のタイトルは、わずか三冊であったが、一九九二年以降徐々に増加し、二〇〇三年には一九九〇年の三一倍の九四冊となった（図1－1）。

新聞紙上への掲載回数や、書籍タイトルの増加、流行語大賞への選出などからも、現代に「癒し」が求められていることが推測できる。このように、「癒し」という言葉は日常的に使われるようになっているが、この言葉が人に与えるイメージの幅は非常に大きく、受け手に茫洋としたさまざまな感覚を与える。

たとえば、「あなたの癒しは？」という問いには、「楽しみ」「安心」「くつろぎ」など、日常のレクリエーション的な生活行為や、「好きなことをする」という回答、また「鍼治療」「マッサージ」といった治療や療養行為まで、幅広い答えがあげられる。

生きる力の賦活

立川らは、一九八五年にすでに『癒しのトポス』の中で、癒しを、医療・芸術・教育・宗教の中で総合的にとらえ、「癒しの場」として、それらが、いかにあるべきかを問うた。

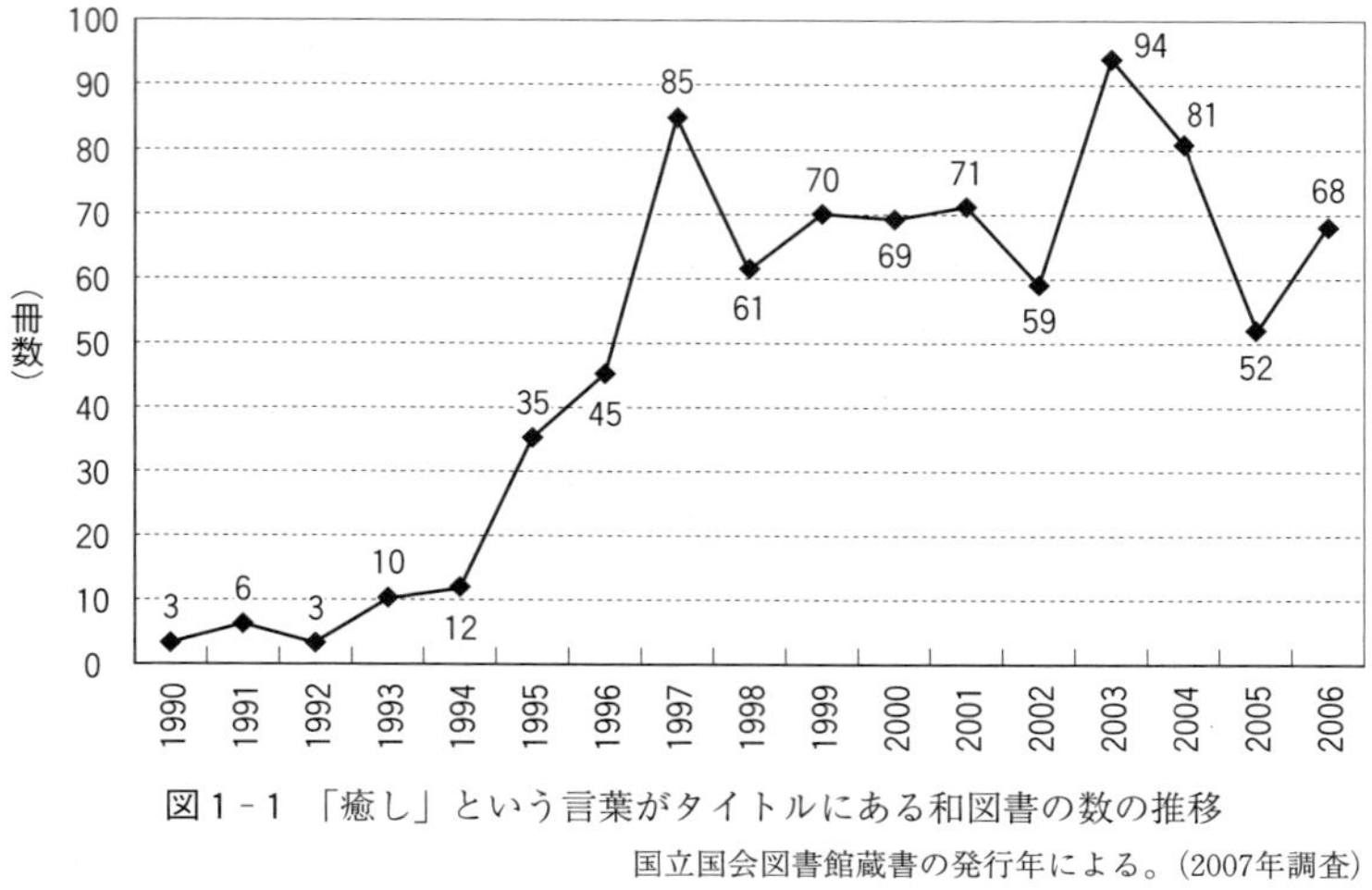

図1－1　「癒し」という言葉がタイトルにある和図書の数の推移

国立国会図書館蔵書の発行年による。（2007年調査）

たとえば、患者は、自らが治ろうとする意思力が働かなければ、治療にはならないはずだが、現代医学では、患者は、すべてを医者に任せてしまう。医者から提供される医療のみに頼ると、患者の治癒的潜在能力が落ちる。この意味では、シャーマン（宗教的霊能者）のもとに「治ろうとする意思を持った患者」が訪れ、自らも必死に回復の道を探る方が、人間的治療ではないかという。医療はもっと自然治癒を前提にし、病めるものの、本来の歩み、生のいぶきを大切にするなかに医療があるべきだとし、「癒しとは、自然治癒力の賦活にある」と示唆している。

立川昭二『癒しのトポス』駸々堂出版、一九八五年。

「いのち」の全体性に関する営み

島薗ら（二〇〇二）は、信仰治療をふくむ「広い治療」と、「健康」に関するオルタナティブ（代替補完）なものとして「癒し」を位置づけている。合理―非合理、近代―伝統、科学―宗教、という二者択一ではなく、近代的治療とともに伝統的治療や救済として全人的なオルタナティブなものとして「癒し」という概念や行為があるという。

島薗進・田邉信太郎・弓山達也編『癒しを生きた人々――近代知のオルタナティブ』専修大学出版局、二〇〇一年。

かつての伝統的な修行の文化の中での健康や癒しに関わる領域は「養生」としてあった。この「養生」の部分を引き継ぐ、近代的な「知」や制度は、「衛生」である。今日の「癒し」の運動は、この「衛生」の概念からはみ出す「知」の領域として展開した。そうした知に対する概念として、生命の全体性の概念が現れた。これが癒しであると論じている。

現代の癒しブームの根底には、本来的な癒しの意味を考えることなく、安直にセラピストや他者へ依存する傾向があり、一方で、これを支えるセラピー産業も多数存在する。他者依存型癒しが、増加したといえるであろう。しかし癒しとは、人間本来の持つ自然治癒力を再活性させることである。人間本来が持つ「生きて行く力」に、何らかの外圧によって歪みが生じたとき、その歪みを修正するプロセスが、癒しであり（浅野・三宅、一九九九）、その修正プロセスを検討し、対象者のためにサポートするのが、セラピストという職能である。

浅野房世・三宅祥介『安らぎと緑の公園づくり――ヒーリング・ランドスケープとホスピタリティ』鹿島出版会、一九九九年。

「人間が生きる」ために、あるいは、その生の中で、死が避けがたい状況にあったとしても、個々の持つ自然治癒力を賦活させ、活用するためには、舞台としての「癒しの空間」が必要となる。これに供せられる風景が、「生きられる癒しの風景」であると考える。

4　風景と癒しの学際論

「癒す」という言葉は、今まで医療と宗教に関係するものとして扱われてきた。一方、「風景」は、造園学や都市計画学をはじめとした、さまざまな分野で扱われる言葉である。この二つを組み合わせて研究している分野があるかについて、調べてみた。

（1）芸術療法学分野

精神病理学、心理学などの分野においては、心と自然要素の関係に着目し、風景や自然を活用する療法が、早くから研究実践されている。その代表的なものに風景構成法やバウム（樹木）・テスト、箱庭療法がある。これらは、言語ではなく、「表現」によって対象者の心理・精神状態を分析するものであるため、芸術療法という分野で論じられることが多い。

風景構成法

風景構成法は、人と風景の関係に視点を置き、対象者と描画を解析や治療に活用してきたものである。ロールシャッハ・テストのように眼前の所与のパターンを読影、選択、解釈する投影的表象と対照的なアプローチで、枠取られた紙面に風景を描くことによって構成していく方法である（山中、一九八四）。

風景構成法は、「川↓山↓田↓道↓家↓木↓人↓花↓動物↓石」の十要素を、被験者に順に描かせて行く手法である。

一般的に、画家の描いた風景画を、この十要素の有無から解析すると、西洋風景画

山中康裕「「風景構成法」事始め」山中康裕編『風景構成法 中井久夫著作集・別巻1』岩崎学術出版社、一九八四年。

では、「木」、「家」、「道」、「人」、の四要素が描かれる頻度がきわめて高く、反対に山水画や南宋画は、十要素すべてが描かれていることが多いというデータがある。これは西洋画が自然を写実するのに対して、山水画や南宋画では「非日常・現実逃避・内面的な世界」を表現する自己投影の部分が大きいためであるといわれる。すなわち西洋風景画に比べ、山水画や南宋画の方が、画家の内面を表出させる点から、風景構成法に近い手法といわれる（後藤、一九八四）。画家の内的世界感は別にしても、このように風景構成法は、患者の内面的な世界を表現させる有効な手段であると評価されている。

精神病患者にとって風景は「私とまわり」との間に成立した「あいだがら（間柄）」の世界であり、それは単なる物理的空間や地誌とは異なった意味を持つのである。とくに統合失調症は、人と人との間に生起する事象ということができ、「私とまわり」との「繋がり」と「隔たり」へのこだわりのなかに、患者は生きるが、この「間合い」が重要となる。統合失調症病者の風景画を「間合い」から分析すると、「離反型」、「近接型」、「固着型」の三型に類型化ができ、統合失調症（破瓜、妄想、欠陥型）患者の描く風景画には、相関があることも分析されている。これらから、人間の内界とそれが表出され風景の構成される過程は、治療に大きな示唆をあたえる（高江洲ら、一九七六）。

後藤佳珠「「風景構成法」と「イメージ造形技法」を主とする心理療法課程への適用」山中康裕編『風景構成法　中井久夫著作集・別巻1』岩崎学術出版社、一九八四年。

前掲書『芸術療法』。

バウム・テスト

風景構成法と並んで自然要素を活用する療法に、E・ユッカによって一九二八年頃から研究されていた手法であるバウム・テストがある。これは風景構成法と同様に、思い浮かぶ樹木を一本描かせる方法である。一枚の紙に樹木を描く単純な方法であるが、被験者の特徴をつかむことができる。「体を形づくるのは、精神である」という考えから、「樹木画に表現されるものは樹木の外観ではなく、むしろ人間の内なるものの分泌物である」とし、「被験者が樹木に心を投影したものである」と定義している。バウム・テストは、根が地面に接続しているか、幹の形、枝の形、実の付きかたなどによって、患者の精神状態、発達状態、などを解析する（コッホ、一九七〇）。

このような研究を論ずる場として、日本芸術療法学会の前身である芸術療法研究会が発足したのは一九六九年である。その研究は、治療構造による広がりや、表現技法による諸領域、対象特性による配慮などに、幅広い広がりをみせている（高江洲、一九九六）。

芸術療法の種々の手法は、精神病理と表裏一体となって表現病理を湧出させ、それを治療へと導くことを目的としているが、絵画、箱庭、コラージュ、彫刻、粘土などの平面や立体の「空間」に関わる芸術療法の手法は、統合失調症患者やアルコール依存症者の治療だけでなく、非行少年などを更生へと導く有効な方法でもあることが、

C・コッホ『バウム・テスト——樹木画による人格診断法』林勝造・国吉政一・一谷彊訳、日本文化科学社、一九七〇年。

高江洲義英「芸術療法とそれをつつむ場」『日本芸術療法学会誌』二七巻一号、一九九六年。

証明されている（伊集院、一九九一）。

また「ＨＴＰテスト（House Tree Person Test：家、木、人を描くことによる投影法）」を、健康成人と神経症患者に行うと、神経症患者が、今の自分の置かれている状況を絵に投影することが多いことや（中川原・小宮山、一九八一）、統合失調症患者が、月一回、約一年にわたる風景構成法による面接により、幻聴症状の消失、現実肯定感、自我の安定感が増した（皆藤、一九八八）という心理療法過程の有効性も明らかになっている。

統合失調症患者での緊張病症例では、風景構成要素のうち、「空」を中心に描かせる「拡大風景構成法」において、空が、安全な「心のカンヴァス」に相当し（内海・伊集院、一九九四）、治療に貢献したことや、また躁うつ病者が「崖と松の木のある風景」を描く症例が複数あったことから、崖は患者の置かれた困難な環境を、松の木はこれらの困難な環境に対する患者自身の姿を反映しているものと解釈する研究もある（中村研之、一九九八）。このように風景構成要素の表現が患者の治療に有効に作用した例は多い。

箱庭療法

さて、この風景構成法が三次元になると箱庭療法となる。箱庭の時系列的解析や保存などの視点から風景構成法が成立したともいわれている。箱庭療法は、砂の入った箱の、砂を変形させ、そこに、ミニチュアの人形などを並べることによって、対象者

伊集院清一「構成的空間表象の病理――構成的描画法の治療的意義」『日本芸術療法学会誌』二二巻一号、一九九一年。

中川原道夫・小宮山実「Synthetic House Tree Person 法に表現される描写パターンの研究」『芸術療法』一二巻、一九八一年。

皆藤章「風景構成法からみた心理療法過程――事例を中心にして」『芸術療法』一九巻、一九八八年。

内海健・伊集院清一「拡大風景構成法の早期適用の試み――空の描画に現れた緊張病者の回復過程」『日本芸術療法学会誌』二五巻一号、一九九四年。

中村研之「「崖と松の木のある風景」を描いた躁うつ病者の表現病理学的検討」『日本芸術療法学会誌』二九巻一号、一九九八年。

の内的世界を探り、また治療に活用する方法である。

風景に関係する視点からいえば、アルコール依存症者の入院時の箱庭作品には、「水」のテーマが四五・一％の高率に出現するが、治療によって「池」が減少し、「川」が増加する傾向がみられる。また、新たに「海」が出現することがあるという。これらの変化は、予後の良好なサインと考えることができると研究されている（草野・本田、一九九一）。アルコール依存症者の描く絵画においても同様の傾向がみられる（草野、一九九六）。

箱庭療法は、箱庭作品という非言語的象徴表現を通じて、患者の心的成長を促進する技法であり、箱庭を形作る過程には言語化された内容以上の意味が含まれている。すなわちノンバーバル（言葉を用いない）な世界での表象の読み取りが、大切となる（平松、二〇〇〇）。

風景構成法や箱庭療法は、家、木、人、動物、水が主な描画のテーマとなり、実在としての風景と深く関わっている。しかしながら、芸術療法の環境配慮への研究は、「芸術療法を包むものへの配慮と工夫を持続させていく努力が治療の場への実りをもたらす」（高江洲、一九九六）として、芸術療法が成立する「場」の重要性が提言されるにとどまっている。

風景構成法、箱庭療法、バウム・テストなどの芸術療法は、風景を構成する要素を対象者の病理解析に用いる手法であるが、それらの逆アプローチとして風景を構成す

草野亮・本田徹「アルコール依存症者の箱庭――水をめぐって」『日本芸術療法学会誌』二二巻一号、一九九一年。

草野亮「内観療法と「水のテーマ」に関する考察――アルコール依存症者の絵画に関連して」『日本芸術療法学会誌』二七巻一号、一九九六年。

平松清志「箱庭療法面接における体験過程の基礎的研究」『日本芸術療法学会誌』三一巻一号、二〇〇〇年。

前掲論文「芸術療法とそれをつつむ場」。

る要素を提示する、あるいはそれらによって構成される良好な風景の中に対象者の生きられる環境を整備するなどによって、症状の緩和をもたらすという研究は見出すことができなかった。

(2) 死生学分野

日本臨床死生学会

臨床死生学分野では、臨床の場における生と死をめぐる全人的問題をメンタルヘルスの観点から、学際的かつ学術的に研究し、その実践、教育をおこなうことを目的として一九九五年に学会が設立された(加藤、一九九六)。

主要な研究課題は、臨床の場における生と死をめぐる対象者やその家族の精神的な苦痛や問題に焦点をあて、かれらを精神的に支え癒すための方策とその実践である。

安楽死をめぐる問題(森岡、一九九六)や、がん患者への心理的対応(水口、一九九六)、死生学の構築の重要性(平山、一九九六)など「死をむかえる心」と「死を見る心」について、また死に向かう人々にとってのインフォームド・コンセントと緩和ケアにおける生と死をみつめる心のあり方(武田、一九九七)が論ぜられた。学際的メディカル・ケアとスピリチュアル・ケアとの境界や(竹友、一九九八)、悲嘆体験者にどう関わるか(平山、一九九八)、緩和医療と死ぬ権利(石谷、一九九九)、死の議論(養老、一九九九)と社会的概念の必要性も検討された。


加藤正明「日本臨床死生学会創設にあたって」『臨床死生学』一巻一号、一九九六年。

森岡恭彦「臨死の医療——安楽死をめぐって」『臨床死生学』一巻一号、一九九六年。

水口公信「臨床死生学の構築に向けて——がん患者への心理的対応」『臨床死生学』一巻一号、一九九六年。

平山正実「臨床死生学の構築に向けて——死生学の構築に向けて」『臨床死生学』一巻一号、一九九六年。

武田文和「死に向かう人々にとってのインフォームド・コンセントと緩和ケア」『臨床死生学』二巻一号、一九九七年。

竹友安彦「学際的メディカル・ケアとスピリチュアル・ケアとの境界」『臨床死生学』三巻一号、一九九八年。

平山正実「悲嘆体験者にどうかかわるか——その自立の過程を通して考える」『臨床死生学』三巻一号、一九九八年。

一方、メンタルケアの研究のみならず、脳死と臓器移植（小野ら、二〇〇〇）をテーマに、緩和医療の場から考察した「脳死と臓器移植」をめぐる医療的問題、脳死と臓器移植に関する心理学的研究（丸山、二〇〇〇）、脳死移植論議の哲学的解剖（森下、二〇〇〇）も論じられている。その後も、この分野は、特にスピリチュアリティの本質について、論じられることが多くなっている。

しかしこの分野は、臨床の場における生と死をめぐる問題が中心となっており、医療施設における癒しの環境までは研究や関心の対象としていない。しかし、死というものへの癒しを見据えた「癒しの風景」の研究は、死にゆく者や死別にともなう悲嘆者などを対象とした臨床死生学と対象を同じくしているため、今後は、医療施設などにおける癒しの環境への関心が高まる可能性が高い。

日本死の臨床研究会

日本死の臨床研究会は、死の臨床において患者や家族に対する真の援助の道を全人的立場より研究していくことを目的とし、ホスピス緩和ケアのわが国における中核の研究会として、一九七七年に創立された研究団体である。

ホスピス緩和ケアは、緩和ケア病棟入院料、緩和ケア診療加算、在宅療養支援診療所、療養通所介護費などの諸制度が生まれ、形としては一般病院、ホスピス緩和ケア病棟、在宅での緩和ケアの提供体制が整ってきた。この研究会は、従来からおこなわれている症状コントロールやコミュニケーションなど、トータルケアに根ざした研究

石谷邦彦「緩和医療と死ぬ権利」『臨床死生学』四巻一号、一九九九年。

養老孟司「ひとはいつ死ぬか」『臨床死生学』四巻一号、一九九九年。

小野充一・中神百合子・柳沢博・馬島辰則・中谷慶章「脳死と臓器移植」をめぐる医療的問題に関する考察——緩和医療の立場から」『臨床死生学』五巻一号、二〇〇〇年。

丸山久美子「脳死と臓器移植に関する心理学的研究」『臨床死生学』五巻一号、二〇〇〇年。

森下直貴「脳死移植論議の哲学的解剖」『臨床死生学』五巻一号、二〇〇〇年。

や教育に加え、ボランティアを含む地域連携の構築、また在宅ケアやそれを進める上でのデイケア、さらには学校教育や学生教育の取り組みなど、より広い職種や市民の参加を得た活動を考えている。

会誌を見てみると、患者のQOLを高めるための方法の発表は、リハビリテーション（仲、二〇〇三）、笑い（長谷川、二〇〇二）、食事（平野、二〇〇三）など環境に準じた研究はあるが、緩和ケアにおける癒しの環境までは、日本臨床死生学会と同様に、研究や関心の対象となっていない。

臨床死生学や死の臨床研究会は、死にゆく者や死別にともなう悲嘆者などを対象としているため、対象を同じくする、死というものへの癒しを見据えた「癒しの風景」の研究は、今後、関心が高まる可能性が高い。

（3）造園学分野

造園学分野では、景観の心理的効果に関しての研究や、自然景観の印象の研究、また高齢者に関するコミュニティ形成のための緑化活動の研究などが、「癒し」に関係するものと位置づけられている。

心理的効果に関する研究では、一九九〇年代前半に、緑地の心理的効果を実験的に分析するために、色彩と脳波の関係や眼球運動が研究された（金・藤井、一九九二）。また、それらに、文化による差異性がないかについて、韓国人と日本人の眼球運動の

仲正宏「末期患者のQOLを高めるリハビリテーション」『死の臨床』四一号、二〇〇三年。

長谷川啓三「笑いの臨床的意義と実践」『死の臨床』四〇号、二〇〇二年。

平野真澄「末期患者の食べることへの援助――食事と療養のあいだで」『死の臨床』四一号、二〇〇三年。

金恩一・藤井英二郎「幾何学的図形に対する韓国人と日本人の眼球運動の比較――植栽と眼球運動の関係に関する基礎実験」『千葉大学園芸学部学術報告』第四六号、一九九二年。

金恩一・藤井英二郎・安藤敏雄「植物の色彩と眼球運動および脳波との関わりについて」『造園雑誌』五七巻五号、一九九四年。

古谷勝則「自然景観における評価と調和に関する研究」『ランドスケープ研究』六一巻一号、一九九七年。

前掲論文「瀬戸内海の近代的風景の発見と定着」

比較・解析もおこなわれた（金ら、一九九四）。

一九九〇年代後半になると、自然景観の「印象」について自然景観評価や風景観の変遷過程を論じる研究がなされ（古谷、一九九七）、瀬戸内の風景が伝統的風景観から近代的風景観に移行していくわが国の風景観の変遷過程（西田、一九九九）や、明治期以降の海外の著書に見る日本的景観への理解の変遷過程（青木、二〇〇一）も研究された。他には、絵画史における、自然景観の変遷過程を論じたもの（青木、二〇〇〇）や、広重の「名所江戸百景」の水辺空間の構成を調査したもの（須藤・渡部、二〇〇六）などもある。

高齢者を対象とした研究では、赤澤・中瀬（一九九九）は、住民意識の研究において、アンケート調査により高齢者の緑化活動によるコミュニティ形成の構造を分析し、高齢者のコミュニティ形成に対する公的空間での緑化活動の有効性の研究や、震災復興住宅における住民の自発的な緑化活動についての研究もある（加我ら、二〇〇二）。二〇〇四年には、好まれる風景の調査もおこなわれたが、これは都市部における既存風景を対象としたものであった（下村ら、二〇〇四）。

造園学分野における景観や緑に関係する心理的効果に関する研究は、緑がもたらす心理的効用を計量化する研究からはじめられたが、その後、景観が人々に与える印象に関する研究や思い出の風景の研究が進められ、さらに高齢者や住民の緑化活動とコミュニティ形成の関係が研究されるようになった。しかし、人が死に対峙したときに必要となる「癒しの風景」に関係する研究は見出せなかった。


青木陽二「明治以降の著書に見る風景理解の変遷に関する研究」『ランドスケープ研究』六四巻五号、二〇〇一年。

青木陽二「風景画の歴史と思い出に残る風景から探る自然風景評価の発達」『ランドスケープ研究』六三巻五号、二〇〇〇年。

須藤訓平・渡部一二「広重の描いた『名所江戸百景』にみる水辺空間の構成に関する研究」『ランドスケープ研究』六九巻五号、二〇〇六年。

赤澤宏樹・中瀬勲「高齢者の緑化活動によるコミュニティ形成の構造に関する研究」『ランドスケープ研究』六二巻五号、一九九九年。

加我宏之・岡田道一・下村泰彦・増田昇「震災復興住宅の入居初期段階における居住者による自発的な緑化活動に関する研究」『ランドスケープ研究』六五巻五号、二〇〇二年。

下村泰彦・有本幸代・王蕊・増田昇「大阪市における市民に好まれる風景の空間構成および移ろい性に関する研究」『ランドスケープ研究』六七巻五号、二〇〇四年。

（4） 園芸学分野

園芸学分野では園芸の療法的効果に関する研究や、観葉植物の与える心的効果、園芸活動のコミュニティ形成における効果などの研究がみられる。

一九八〇年代から、園芸の療法的効果に関して、園芸活動が人の生活に及ぼす効用を行動類型から論じた研究がみられ（松尾・藤原、一九八五）、また花観については、華麗な花を、その盛期に視覚で味わうことを「猟る花観」、植物全体を花としてとらえ、それらを育て、双葉から枯れるまでを味わうことを「育てる花観」と名付け、人間はこれら二つの花観を併せ持っていることを論じて、園芸活動の治療的効果に言及している（松尾・藤原、一九八六）。また、知的障害者施設で、園芸作業に従事する三名の自閉症者について園芸作業と行動の調査をおこなった結果、自閉症児に特有の問題傾向が減少したと報告している（田中ら、一九九二）。

二〇〇〇年になると、園芸情報誌（二〇〇一）の特集でヒーリングガーデンが取りあげられ、庭や箱庭の身近な緑や植物が現代に生きる私たちの心を豊かにし、癒しに繋がるヒーリング効果、リフレッシュ効果を持っていることが、さまざまな角度から探られるようになった。

これらの論文のうち、園芸の治療的効果、癒しの効果、およびインテリアに植物を活用することによって、心理的に効果がみられるという研究は、「風景の癒し」に関わるものといえるが、人間の生と死について植物の関わりを論じたものはみられな

松尾英輔・藤原勝紀「園芸と人間とのかかわりに関する研究（旧題　家庭園芸に関する研究）（第6報）園芸活動のもつ人間性――猟る行動と育てる行動」昭和六〇年園芸学会野菜部会春季大会研究発表要旨、一九八五年。

松尾英輔・藤原勝紀「園芸と人間とのかかわりに関する研究（旧題　家庭園芸に関する研究）（第9報）日本における花観」昭和六一年園芸学会花き部会春季大会研究発表要旨、一九八六年。

田中宏・有馬哲也・飯島節子「精神薄弱者施設農園における自閉症者の行動調査」『園芸学会雑誌』六一巻別冊一号、一九九二年。

「特集　時代が求めているヒーリングガーデン」『グリーン情報』四月号（三二五号）、二〇〇一年。

かった。

(5) 都市計画学分野

都市計画学分野における心理的な研究では、一九八〇年代後半からそれまでの「原風景」という言葉に加え、「心象風景」という言葉が多く用いられるようになった。〝良好なところとして思い浮かぶ心象風景〟を類型化し、その視覚条件の特徴を明確にしたもの（岩永・松本、一九九〇）や、青年の〝原風景〟の成立の契機となる体験として、日常生活空間での遊び活動が、居住地タイプに関わらずその形成に大きく関与していることを確認する研究もある（茂原ら、一九九一）。

また、生活空間の安らぎ感に関しては、安らぎに必要な媒介要素を抽出し、安らぎの場の計画に関しては、自然要素の効果、身近な自然環境と自然・人工（町並）の織りなす眺望風景、季節感の演出、自然な音と香り、を考慮する必要があると考察した研究がみられる（大山ら、一九九一）。

一方、心象風景の形成・想起要因に関する研究として、西村ら（一九九二）は、自然や都市型の公園、歴史的建造物、駅、商業施設などで、利用頻度の高い象徴的なところが心象風景となりやすいなどを明らかにした。

心象風景は都市のイメージを喚起する景観構成要素であり、都市の固有性を反映したものであるとし、「自然空間」、「河川空間」、「都市空間」の三空間に大別できることを考察した研究もみられる（齋藤ら、一九九七）。

岩永敬造・松本直司「長野市中心市街地における心象風景の視覚条件に関する研究」『日本都市計画学会学術研究論文集』一九九〇年。
茂原朋子・渡辺貴介・十代田朗「青年の〝原風景〟の特性と構造に関する研究」『日本都市計画学会学術研究論文集』一九九一年。
大山勲・石川雄一・花岡利幸・北村眞一「やすらぎ感に基づく生活空間の計画に関する研究」『日本都市計画学会学術研究論文集』一九九一年。
西村匡達・松本直司・寺西敦敏「都市の心象風景の形成・想起要因に関する研究」『日本都市計画学会学術研究論文集』一九九二年。
齋藤達哉・松本直司・高木清江・瀬尾文彰「都市の心象風景の形成要因と場面的特性に関する研究」『日本都市計画学会学術研究論文集』一九九七年。

これらの論文のほとんどは、心象風景の形成・想起要因に関する研究であるが、安らぎに関する大山ら（一九九一）の研究は、「癒しの風景」に近い研究と考えられる。

（6）人間・植物関係学分野

人間・植物関係学分野が、活動しはじめたのは、二〇〇〇年の一〇月の人間・植物関係学会設立準備会からである。現在では、学会誌は一五冊となり、その多くは園芸の療法的活用や園芸療法が占めるようになった。

一方、その魁となったアメリカでは「人間・植物協議会」（PPC：People-Plant Council）という名のもとに、第一回の会議が一九九〇年にバージニアで開催され、その後隔年で、アメリカ、オーストラリアなどにおいて開催されている。アメリカにおける会議でバージニア州立・工科大学のD・レルフは、植物が人間にどのような影響を及ぼすかを明らかにし、新しい学問としての調査研究や取得のためのさまざまな機会を提供する必要性を述べた（レルフ、一九九八）。

アメリカの人間・植物協議会によると、心理学の分野では、一九六四年から色彩と心理の分野で、緑色の植物が果たす心理的役割の研究がはじまり、視覚的な影響による癒しの研究が進んでいった。一九八〇年代はR・カプランとS・カプラン（Kaplan & Kaplan, 1989）、R・S・ウルリッチ（Ulrich, 1991）などによって、疾病の回復期間の短縮、ストレス領域に関する環境の効果などの研究が進められた。

前掲論文「やすらぎ感に基づく生活空間の計画に関する研究」。

D・レルフ編『幸せをよぶ園芸社会学』佐藤由巳子訳、マルモ出版、一九九八年。

R. Kaplan & S. Kaplan, *The Experience of Nature: A Psychological Perspective.* Cambridge University Press, 1989.

R. S. Ulrich, "Stress Recovery During Exposure to Natural and Urban Environments." *Journal of Environmental Psychology* (11), 1991.

（7）その他の諸外国の研究

アメリカでの造園学分野では、アメリカ・ランドスケープ・アーキテクト協会（ASLA）が、人間とランドスケープの関係において、ヒーリングと庭を合わせ「ヒーリング・ガーデン（Healing Garden）」、また風景と合わせ「ヒーリング・ランドスケープ（Healing Landscape）」という言葉を協会誌に使った。それより以前は、「風景や庭は何らかの癒しの効果を持っている」という記述にとどまり、一つの単語としては登場していない。

一九九五年の記述によると、この雑誌の記事“Healing Gardens”（癒しの庭）のなかで、病院やホスピスの屋外空間を中心に紹介している（Dannenmaier, 1995）。しかし「ヒーリング・ランドスケープ」という言葉は、空間の明確な定義づけがなされず、むしろどのような空間をヒーリング・ランドスケープとして位置づけるべきかという問題提義に止まっている。その後も、同雑誌では“A Question of Healing”（Thompson, 1998）、“A Healing Vision”（Kamp, 1999）、“More Hype than Healing”（Hoover, 1999）、“Healing Words”（Thompson, 2000）と、ヒーリング関連の記事が掲載されている。これらの文中でも、ヒーリング・ガーデンとヒーリング・ランドスケープの区分はなされておらず、事例としてあげられている空間は、すべて医療施設のものである。

単行本では、「庭の意味論」の中で、「ヒーリング」という章があり、庭が癒しの効

M. Dannenmaier, “Healing Gardens”, *Landscape Architecture*, Vol. 85 (1), 1995.
J. W. Thompson, “A Question of Healing,” *Landscape Architecture*, Vol. 88 (4), 1998.
N. Gerlach-Spriggs, “A Healing Vision”, *Landscape Architecture*, Vol. 89 (4), 1999.
J. M. Westphal, “More Hype than Healing”, *Landscape Architecture*, Vol. 89 (4), 1999.
J. W. Thompson, “Healing Words: Whither the Design of Therapeutic Gardens ?”, *Landscape Architecture*, Vol. 90 (1), 2000.

果を持っていることを記述している。しかしヒーリング・ランドスケープとして一つの単語の扱いはされておらず具体的な定義はない（フランシス／ヘスター、一九九六）。すなわち、一九九三年に入って、ヒーリング・ガーデン、ヒーリング・ランドスケープについての研究がはじめられたが、病院の中庭などの医療や福祉施設に付属する空間についての研究に止まっている。

Restorative Gardens : The Healing Landscape（Gerlach-Spriggs ら、1998）では、「リストレーティブ・ガーデンとは、ヒーリング・ランドスケープの一部分である。これは感受性を鎮めたり、元気を刺激し、眺める者を元気や爽快にするものである。リストレーティブ・ガーデンは、身体にエネルギーを与え、リズムを呼び起こし、弱った体や心に残る回復力を増加させるものである。仮に回復できなくとも、自然のサイクルや流れに関わることで、精神を鎮めるものである」としている。この書籍においても、著者はヒーリング・ガーデンすなわちリストレーティブ・ガーデンを医療施設の庭と想定して記述している。

同様に、同年出版された *Healing Landscape : Therapeutic Outdoor Environments*（Tyson, 1998）においても医療施設における園芸行為を治療とみなし、その治療に供するための庭をヒーリング・ランドスケープと呼んでいる。

C・C・マーカスとM・バーンズ（Marcus & Barnes, 1999）は、ヒーリングの定義として「身体的な症状を和らげる」、「ストレスを軽減する」、「トータルな幸福感を向上させる」としているが、空間としての定義づけはなされず、これまで研究されたものと同様に、医療機関の庭の設計が中心となっている。

M・フランシス／R・T・ヘスター編著『庭の意味論』佐々木葉二・古田鉄也訳、鹿島出版部、一九九六年。

N. Gerlach-Spriggs, R.E. Kaufman & S.B. Warner Jr., *Restorative Gardens : The Healing Landscape*, Yale University Press, 1998.

M. Tyson, *Healing Landscape : Therapeutic Outdoor Environments*, McGraw-Hill, 1998.

C. C. Marcus & M. Barnes, eds., *Healing Garden : Therapeutic Benefit & Design Recommendations*, Tohnwiley and Sons, Inc, 1999.

イギリスでは一九九三年にはS・ミンター（Minter, 1993）が、植物の薬効を中心とした *The Healing Garden* を出版しているが、この中にも空間そのものの定義は記述されていない。

このように、ヒーリング・ランドスケープ、ヒーリング・ガーデンという言葉は「植物そのものの持つ効果」、「植物を育てることによる治療的効果」、「眺めることによる効果」を明確にしないまま人間と植物が関係する言葉として幅広く使われている。また雑誌および書籍の記述では、これらの言葉が医療機関の屋外空間に限定されていて、オープンスペースあるいは一般の人々が眺める風景についてふれているものは見出せない。

S. Minter, *The Healing Garden: A Natural Heaven for Emotional and Physical Well-being*, Headline Book Publishing PLC, 1993.

（8）風景と癒しの学際

このように見ていくと、芸術療法分野では、風景構成法や箱庭療法において、家、木、人、動物、水が主な描画のテーマとなっており、空間と深く関わっていることまでは明らかとなっている。しかし芸術療法を実践する空間として、環境への配慮にまで言及している研究はほとんどみられない。ただし、「癒し」という言葉が、医療や宗教から発生し、風景構成要因によって対象者を癒し、治癒に活用している点などからは、これらの研究が、重要な示唆を与えるものと考えられる。

死生学分野では、臨床の場という限られた空間における生と死をめぐる問題が中心となっており、医療施設などにおける癒しの環境までの研究や関心の広がりは少ない。

造園学分野における景観や緑に関係する心理的効果に関する研究は、緑がもたらす心理的効用を計量化する研究からはじめられ、その後、景観が人々に与える印象に関する研究や思い出の風景の研究、さらに高齢者や住民の緑化活動とコミュニティ形成に関する研究へと発展した。

園芸学分野では、園芸療法などの効果について近年活発に研究されている。また、住宅の庭における家庭園芸の精神的効果やコミュニティガーデンにおける園芸活動の心理的効果も論じられている。これらの研究では、庭や身近な緑や植物が私たちの心を豊かにし、癒しに繋がるヒーリング効果、リフレッシュ効果を持っていることを、さまざまな角度から探っている。

都市計画学分野では、近年「心象風景」という概念が検討されている。心象風景の形成・想起要因に関する研究の中で、癒しの風景に関係するものとして、「安らぎ感」の研究がある。

二〇〇〇年に準備会が発足した「人間・植物関係学会」は、今後の日本での人間と植物の学際関係研究の中心として、その活動が期待される。

アメリカでは、ヒーリング・ガーデンや、ヒーリング・ランドスケープという言葉が使われているが、各々の言葉の定義はなされていない。対象者の精神や心理に寄与する特殊な空間における環境整備の研究に止まっており、「癒しの風景」は、一般の生活空間とは乖離したものである。

この他にも一九九四年に、医療関係者や病院をつくる建築家、インテリア・デザイナー、また環境を飾る芸術家、病院での主役である患者といった、それぞれ異なる立場の人たちが集まって、自己治癒力を高める環境を研究する目的で、「癒しの環境研究会」というものも設立されている。しかし、この研究会は、患者のＱＯＬを第一に考えてつくられた会であり、医療空間の利用や改善、あるいはソフトとしての人の活用方法などを論じることはあるが、癒しの空間のあり方までは、言及していない。

人が癒される空間に関わる分野として、都市空間、植物、風景、医療分野が寄与することを想定すると、各分野での研究は以上にみてきたとおりである。

どの分野も各々において深く研究されているが、人間が生まれ、生き、そして死ぬ最終場面を包括的にとらえ、「生きられる癒しの風景がどうあるべきか」について論じているものは少ない。風景を構成する植物、水、光などが、特殊な心理状態にある対象者に、どのように作用するかという視点や、植物が人間の精神に与える癒しの機能をどのように評価すべきかについての直接的な研究は見出せなかった。

生きるための癒しを、風景によって具体化する研究は、学際的なものであるが、それゆえに意味を持つものと考える。

Ⅱ　癒しと緑の関係

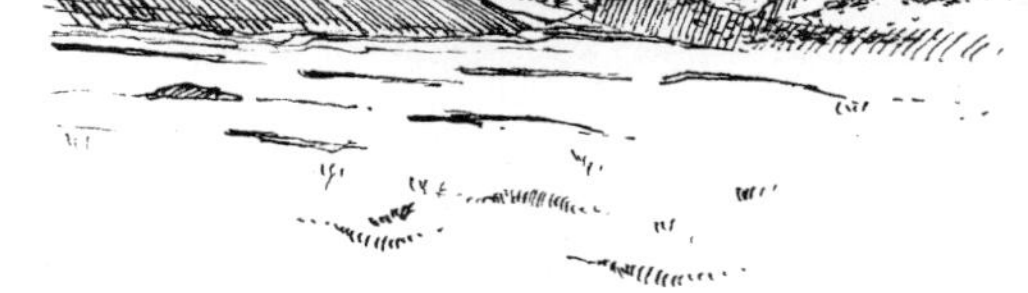

1　人は緑の癒しを求めるか

各関連分野の「癒しの風景」は、生きられる空間としての風景のあり方を定義するには、物足りないと感じた。そこで、この章では、生命の進化過程から、人の生きられる環境を考え、緑と人類の関係の深さを探った上で、実際に人が緑の癒しを求めるかについて記述、アンケート、聞き取りなどの調査を実施し、生きられる癒しの風景を考えてみた。

三五億年の生命誌

一五〇億年前に、宇宙が誕生し、四五億年前に地球ができた。そして三五億年前の海水の中に生命が誕生した。海の中で、たった一つの細胞が生まれた。この細胞は遺伝情報を子孫に伝える形を持っていた。やがて三〇億年の年月を経て、多細胞の生物へと進化した。

私たちの体の中には、この三五億年に近い生命の流れがインプリントされている。その証拠に、私たちの体の水分は、海水に近い。そしてなによりも、胎児の成長のプロセスは、生物の地球誕生からの生命誌である。受精卵は、植物や魚やほ乳類へと形を変化させながら、やがて胎児は「ヒト」という形をなして、誕生する。私たちの体の中には、海から生まれた一つの細胞の形質が厳然と残る。

「ヒト」が、水を恋い、空を恋い、光を恋い、そして人の生きる手がかりとして水を求めるのは、私たちのDNAに起因することといえる（葉室、一九九九）。

やがて、脳が進化し、二足歩行、手を使い、火を使い、「ヒト」となった。新人であるホモサピエンスは、言語を介在させ、芸術活動をおこない、何よりも死者を弔っていたことも遺跡より確認された。「ヒト」は、六千万年の霊長類の進化のプロセスの中で、「ヒト」になることが、準備されたといえる（カスタニェダ、一九八一）。

たとえば、「ヒト」の目は、光エネルギー受容の専門器官であるから、目の受容発生は太陽エネルギー分布に対応しているはずである。この進化を調べてみると、霊長類と「ヒト」の進化プロセスがよく理解できる。目の太陽光線への反応のピーク位置は、波長五五〇ナノメートルあたりで、これは「黄緑」にあたる。人間の目の感度分布は、動物のなかで最も太陽光に対応的な形を持つことから、この位置が人間の色覚の原点と考えることができる。この原点を含むある範囲の光エネルギーに反応できた最初の目が、一色型の目である。一色型の目は、やがて二色型に進化する。このとき獲得された色覚領域は「青」であった可能性が高く、このタイプの目は、新世界サルの仲間に見られる。緑と青の色覚は、森林環境に暮らす生物に最も都合が良かった。次に、赤の色覚が加わった三色型の目に進化した。この色覚を持つのは、「ヒト」と霊長類のみである（小町谷、一九九九）。これらも「ヒト」になるプロセスの一つであるということが、できるであろう。

葉室頼昭『〈神道〉のこころ』春秋社、一九九九年。

J・カスタニェダ、井上英治編著『人間学』理想社、一九八一年。

小町谷朝生「心身作用と緑――科学は語る」『都市緑化技術』三二号、一九九九年。

英国の地学学者であるアプルトン（二〇〇五）は、サバンナ理論として、「人は、樹木のある風景を恋う」とのべた。これは人が、樹木を見るとその付近に「水」があることを無意識に意識するからであると、論じている。人が生きていくためには、水とシェルターと食料が必要である。身を隠す安全性と、反対に敵を眺める視界が確保されていることは人間に必要なものである。この人間が生きられる「木と水」をイメージする風景を、人が癒しの風景として意識・無意識下で感じることは、十分に想定できる。

J・アプルトン『風景の経験——景観の美について』菅野弘久訳、法政大学出版局、二〇〇五年。

2　現代人の求める癒しの風景とは

人類の進化の歴史と緑との関係から、人が緑の癒しを求めることを推測することは難しくないが、はたして、実際に人は緑の癒しを求めているのであろうか。そこで、一般市民が癒される空間や、安らぐ空間をどのようにイメージしているかについての記述式調査を実施した。

浅野房世・高江州義英・山本徳子「「癒しの風景」イメージに関する研究」『人間・植物関係学会雑誌』第五巻二号、二〇〇六年。

調査方法

調査は、回答者に目をつむってリラックスした状態で、「癒される空間」をイメージしてもらい、その後それを自由に記述してもらう方法でおこなった。記述は一二のカテゴリーに分類し、癒しの空間がどのような要素で構成されるかを解析したものである。

具体的には、まず回答者全員、目をつむって一分間深呼吸をした後、そのままの状態で、「あなたは、安らぐ、色々な嫌な思いをした時に、あるいはストレスを感じた時に、それが軽減される、あるいは癒される風景が思い浮びますか？」と聞いた。この質問に「はい」と答えた回答者に対して、「それは具体的にどのような空間ですか」と問いかけ、イメージさせ、それをＡ４サイズの白紙に自由に記述させた。回答時間は原則として一〇分間とした。

回答は、一〇～二〇代の**若者グループ**、三〇～五〇代の**中年グループ**、六〇歳以上の**高齢者グループ**に分けて、「癒しの風景を想起できるか否か」と、自由記述による具体的な癒しの風景のシーンを集計し、癒しの風景イメージの特徴を整理した。

また、特定の趣向をもつ高齢者とそうでない高齢者に癒しの差異性があるかについて比較するために、カラオケを愛好する高齢者（**カラオケ愛好高齢者**）の集会で同様のアンケート調査を実施した。

調査の結果

若者グループ　三一二人の男女比は約三対七で、八八％の二七四人が「癒しの風景」を想起できると回答した（図２‐１a）。

中年グループ　一八一人の年代構成は、三〇代が三〇％、四〇代が二七％、五〇代が四四％で、男女比は二対八。九六％の一七三人が「癒しの風景」を想起できると回答した（図２‐１b）。

高齢者グループ　一八〇人の男女比は、ほぼ六対四で、八九％の一六一人が「癒しの風景」を想起できると回答した（図２‐１c）。

カラオケ愛好高齢者グループ　一六七人の男女比は、ほぼ四対六で、五七％の九六人が「癒しの風景」を想起できると答えたが、その内、具体的な風景イメージを記述したものは七七人で、グループ全体の四六％に留まった（図２‐１d）。

回答者全体の記述内容を、癒しの風景イメージの特徴で整理したものが、表２‐１である。

自然の風景に癒しを感じる

若者、中年、高齢者、カラオケ愛好高齢者の四グループの回答には、緑、水、光な

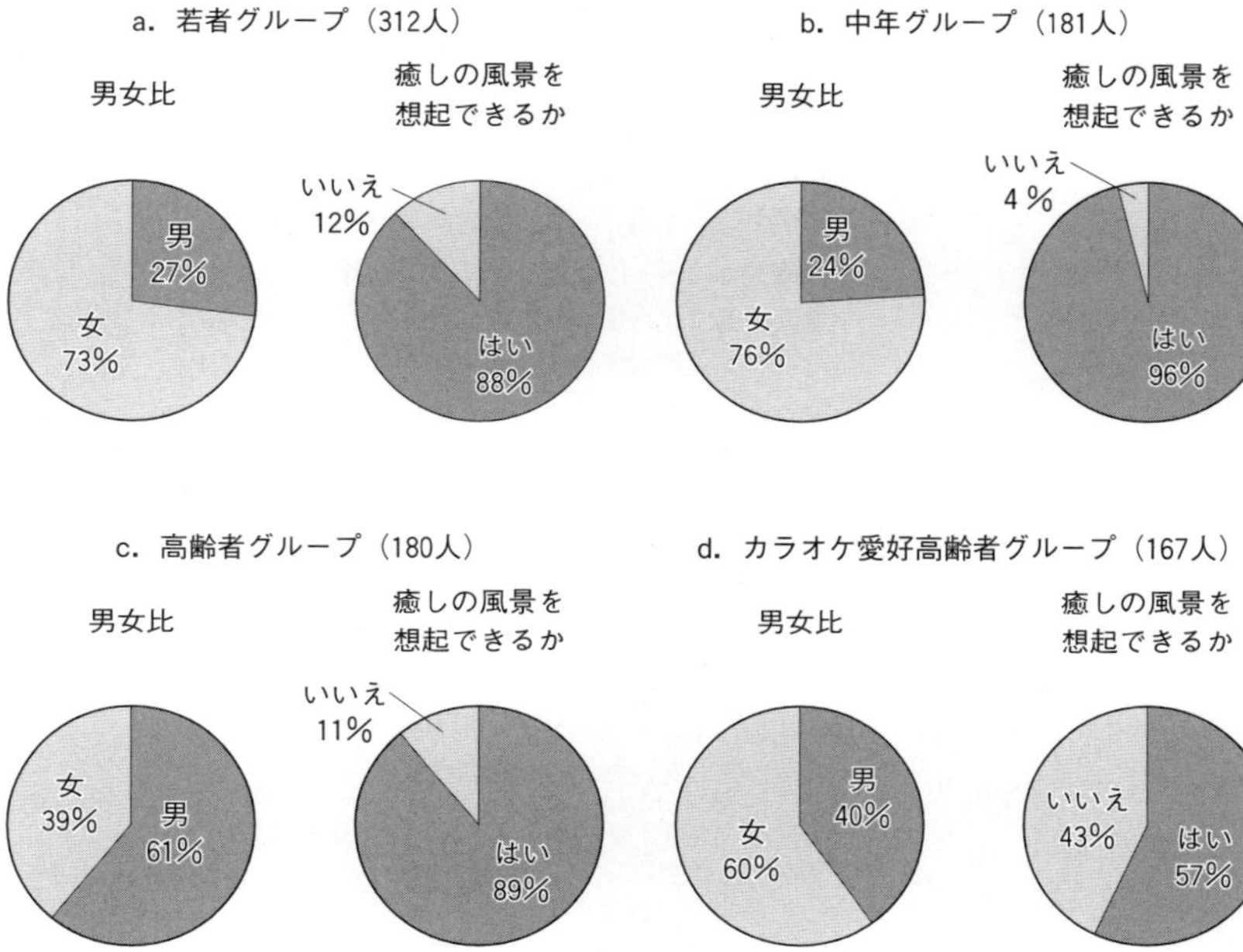
a．若者グループ（312人）
男女比
男 27%
女 73%
癒しの風景を想起できるか
いいえ 12%
はい 88%
b．中年グループ（181人）
男女比
男 24%
女 76%
癒しの風景を想起できるか
いいえ 4％
はい 96%
c．高齢者グループ（180人）
男女比
女 39%
男 61%
癒しの風景を想起できるか
いいえ 11%
はい 89%
d．カラオケ愛好高齢者グループ（167人）
男女比
男 40%
女 60%
癒しの風景を想起できるか
いいえ 43%
はい 57%

図２-１　回答者の属性と回答内容別内訳

表2-1　癒しの風景の具体的記述の例と回答数（全体）

類型	キーワード	回答数	具体的な記述例
植物のある自然風景	山や緑などの風景	186	植物のある風景、緑や風を感じる心地よい所、緑豊かな森の風景、新緑の山々、みずみずしい緑、若葉の山並み、紅葉した山々、山の中の小道、緑陰の風景、山頂からの眺め、等
	草原	76	大草原と青い空と白い雲、大草原の中の一本の大木、芝生に寝転ぶ風景、草原に花畑と鳥の声、ハイジが住んでいるような高原、広い草原で昼寝、動物と遊ぶ草原、等
	田園	96	田園風景、田舎の風景、里山、子どもの頃住んでいた田畑のある風景、早朝の農園、田畑の側の小川のせせらぎ、花や草のあるイギリスの田園風景、等
	水と緑のある風景	111	山と川のある風景、鳥の声のする新緑の川辺、新緑の露天風呂、秋の谷川に紅葉と鳥の声、山の見える湖や川のほとり、明るい雑木林に囲まれた水辺、等
	草花	75	花のある風景、緑と花のある風景、花の咲くところ、美しい花、菜の花畑、ラベンダー畑、草花と昔の家と水車のあるところ、黄色一面の菜の花、きれいな花のある墓地、等
	庭や近くの公園	112	自宅の庭やベランダの手入れ、ハウス内の花の水やり、一心不乱に草を抜く、植物を育て花を生ける、庭でペットと遊ぶ、季節の木や花や芝生のある公園、等
植物以外の自然風景	海	114	海辺、春の海、南の海、海のキラキラ光る風景、海とさざなみ、海と空、青い空と海と波の音とヤシの木、海岸沿いを走る汽車と煙、海に沈む夕日、等
	空	47	空、青空、空に浮かぶ雲、雲が流れる青空、夕日と地平線、城跡に落ちる夕日、青空に鱗雲と夕日、海に浮かぶ月、星と満月、グラデーションの夕焼け空、等
	その他の自然	28	雨の風景、闇の中のオレンジのテントで鍋が火にかかる、季節や時間を運んでくれる匂いを感じるもの、何もない真白な風景、車の騒音や排気ガスが無い自然、言葉では表現できない風景、等
人や家庭の風景	人や家庭の風景	86	安心できる人が周りにいる、縁側でおばあちゃんの居眠りの風景、火の周りで人と語らう、家族とすごす食卓、一人の部屋、家族のやさしい言葉と笑顔、ゆりかごで眠る赤ん坊、縁側でまどろむ猫、等
人工的な風景	街	16	喫茶店で一人ゆっくりコーヒーを飲む、プルシアンブルーの夜に走るオレンジのラインの汽車、高いところから見た街、ビルの高層階からの朝日を浴びたビル群、崩れた製鉄所の建物、等
その他	その他	21	汗をかくぐらいダンスをする、慣れ親しんだ場所全て、ネットサーフィン、お茶や香りを楽しむ、静かで人気の無いところ、おいしいものを食べる時、夫婦健在でくよくよせず趣味を持つ、等

（複数回答）

ど植物そのものが存在する風景や、植物が生育することのできる空間イメージといった、共通性がみられた。これらの要素は、人間の癒しに不可欠であると、考えられる。

記述内容をグループ別に割合にして比較すると（図2-2・図2-3）、樹木や、樹木が集合体となる山や緑が多いことがわかる。しかし若者グループでは、緑が広がる草原が、山や緑を若干上回っている。また、中年グループでは、庭や近くの公園の風景という身近な自然のイメージが二番目に多くあげられた。

中年、高齢者の二つのグループでは、自然風景の中に癒しを見出す割合に大きな差は見られないが、この二つのグループと　若者グループとカラオケ愛好高齢者グループを比較すると、若者とカラオケ愛好高齢者のグループでは、海や空など植物以外の自然風景が癒しの風景として多く記述されている（若者では三一％、カラオケ愛好高齢者では三六％）。ただし、カラオケ愛好高齢者の調査区域が、港に近い都市であったことから、海に近い風景を眺める機会が多かったということは、調査結果に加味しておかなければならないことである。

このように、中年、高齢者のグループに自然風景の中でも、特に植物のある風景に癒しを感じる割合が高くなる傾向がみられるのは、加齢による「老いることへの焦燥感」や「孤独感」が、無意識のうちに、植物などの存在する風景への回帰の中に癒しを見出そうとしていることの表れと考えられる。

これらの結果は、すでに研究されている「安らぎ感」（河合、一九九五）や「人間

河合雅雄「なぜ緑をもとめるのか——人の本性への回帰」山口昌男ら著『ひとはなぜ自然を求めるのか』三田出版会、一九九五年。

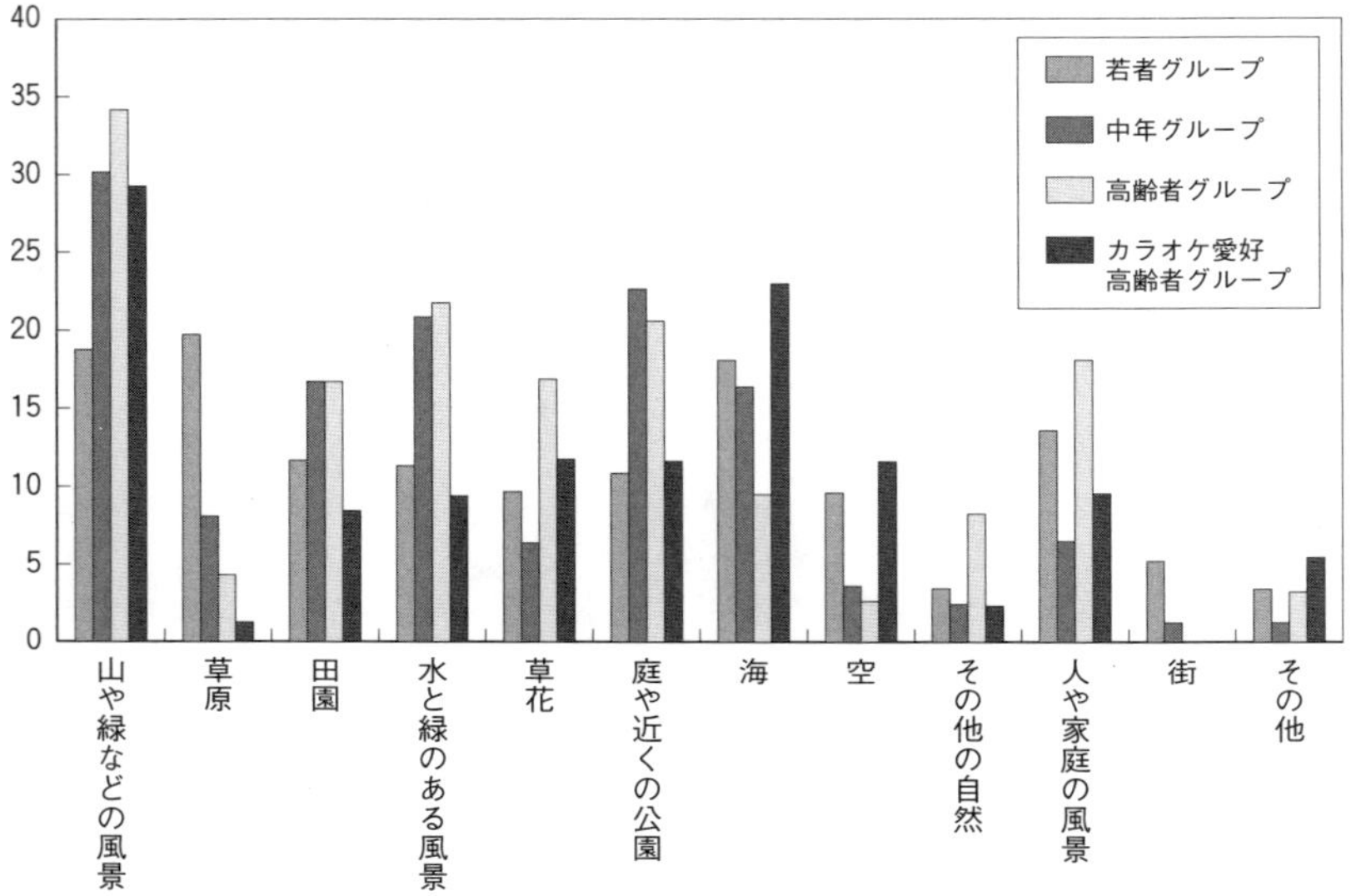

図２－２　グループ別　記述の割合（％）

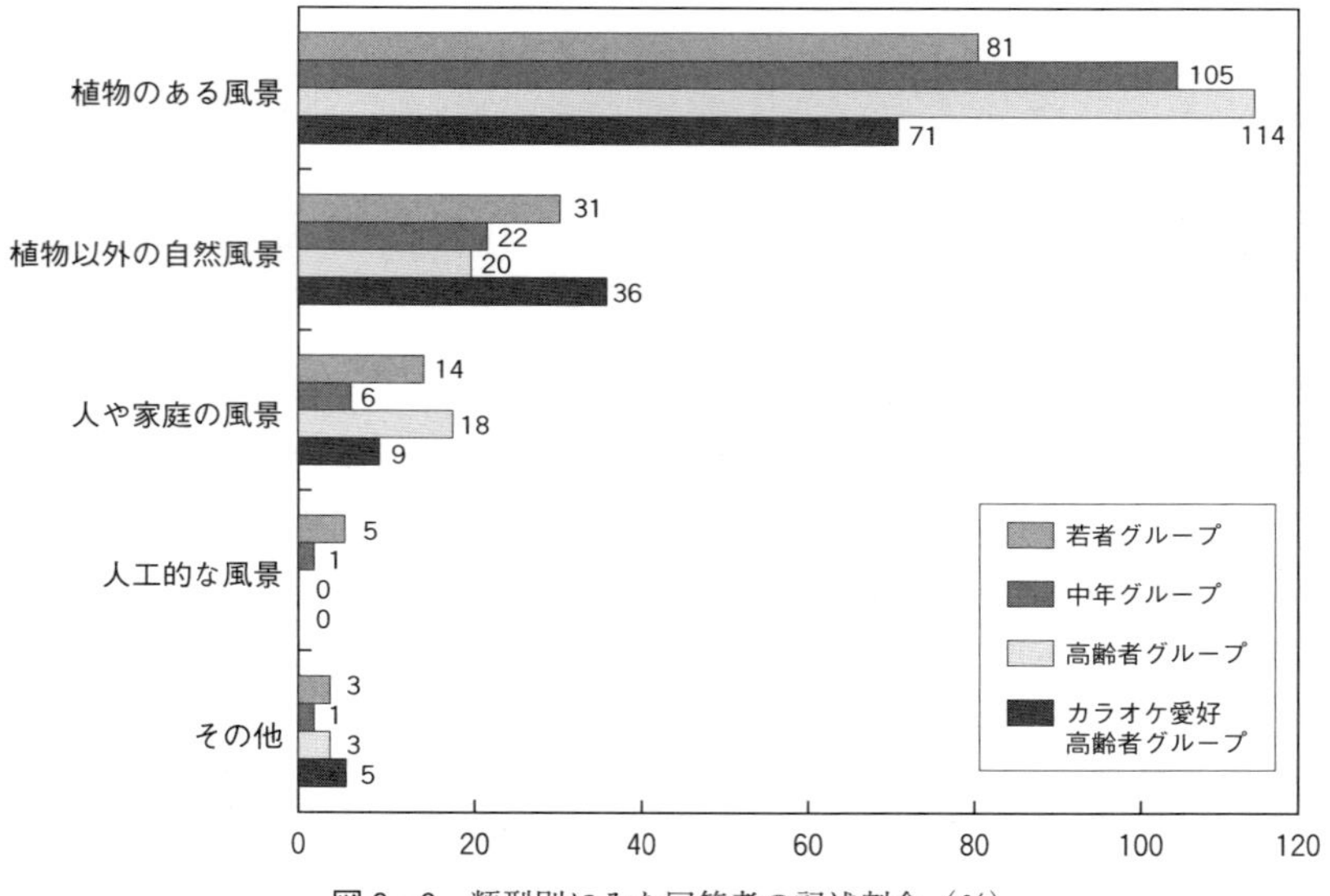

図２－３　類型別にみた回答者の記述割合（％）

が求める本質的な風景」（ベルク、二〇〇〇）、あるいは「人はＤＮＡから自然を求める」（中村桂子、一九九五）という視点と同様の結果を表している。

これらから、人は「緑の中で癒される」、「緑でストレスが解消される」ということを感じていることがわかる。これは、ストレスの多い現代において、人と緑の関係をますます重視していかなければならないことを実証するものである。

癒しに「棲みか」をイメージする

一方、植物などを介在させる風景以外に、「一家団らん」、「年寄りの寝ている様子」、「縁側の猫」など、「住みか（棲みか）」をイメージした風景も、癒しの風景として記述されている。これは人の生得的本能である（ローレンツ、二〇〇五）。京都大学名誉教授で景観や環境について詳しい樋口忠彦は、著書『日本の景観』（一九九九）の中で、「人間が環境から美的な満足を受けるのは、その環境が棲息するのに適した場所であることを象徴的に表現しているからであり、その象徴を瞬間的に看取することにより、そこに美的な満足を感じ取る」とも述べている。また、ボルノー（一九八三）も、「人は、意識して風景を求め眺めるのではなく、本能的に安らぐ空間である保護的被物でありかつ世界と生に対する信頼の態度を得ることのできる空間を求めている」と述べる。

アプルトンが述べているのと同様に、人間の癒しとなる風景には、守られる、安心

前掲書『風土の日本』。

中村桂子「内に組み込まれた自然と、認識される自然の統合——生命誌の立場から」山口昌男ら著『ひとはなぜ自然を求めるのか』三田出版会、一九九五年。

K・ローレンツ『自然界と人間の運命』谷口茂訳、新思索社、二〇〇五年。

樋口忠彦『日本の景観』筑摩書房、一九九九年。

前掲書『人間と空間』。

できるというイメージが不可欠であり、人が安らぐためには「棲みか」という自分を保護する空間要素も重要な役割であることがわかる。

「癒しの風景」には感じる風景と関わる風景がある

この調査は、「癒しの風景」に関する自由記述を求めたものであったため、記述されたイメージは、眺める風景や、そこに身を置く受動的な風景が大部分を占めた。その中で特筆すべきイメージとして、「植物を育てることによって癒されている」という内容があった。具体的には、「庭の草取り」、「一心不乱に草を抜く」、「自宅の庭の手入れ」、「畑仕事に勤しむ」、「ハウス内の花への水やり」、「庭の花の手入れとそれを友人にあげる時」、「鉢植えの草花の世話」、「植木の手入れ」、「盆栽の手入れ」、「植物を育てている自宅のベランダ」、「自宅の温室・植物の世話」といった記述である。

つまり、癒しの風景とは、風景の中に身を置くことや遠くの風景を眺めることによって癒される「感じる（知覚体験）風景」だけではなく、植物を育てることによって癒される「関わる（動作体験）風景」としての側面もあることが考えられる。

言い換えると、人は癒しや安らぎを、植物の存在する風景から得た経験や、育てることによって満たされた体験から、これらを癒しの風景の構成要素としてイメージしているといえる。

なぜ人は緑から癒されるか

人が求める癒しの空間には、植物が豊かに存在し、それらが生育するための自然要素に満たされていることが必要であることがわかる。また、その空間が安全に守られた「棲みか」であることも示唆された。アプルトン（二〇〇五）は、人が楽しいと感じることには、三種類あるという。一つ目は「何かをおこなうこと」二つ目は「何かを作ること」、三つ目は「何かを感じること」で、これを風景に落とし込むと、図2－4となる。

前掲書『風景の経験——景観の美について』。

人が安らぎを得る「癒しの風景」は、生命を維持できる空間、すなわち、生物が棲息できることを象徴する空間であり、かつ保護的被物空間でなければならないと言える。つまり、植物が棲息できる地域であることが象徴されていることは、癒しの風景として重要なことである。また、癒しの風景には「感じる風景」と「関わる風景」とがあるが、これらの風景は、主体となる人間の身体および精神状況によって、必要とする空間が時間的に変化する。あるときは積極的に植物を育てる行為を選択し、あるときは受動的に窓から眺める行為を選択する。ある季節は眺め、ある季節は耕す。これらの選択を通しながら人は精神的、

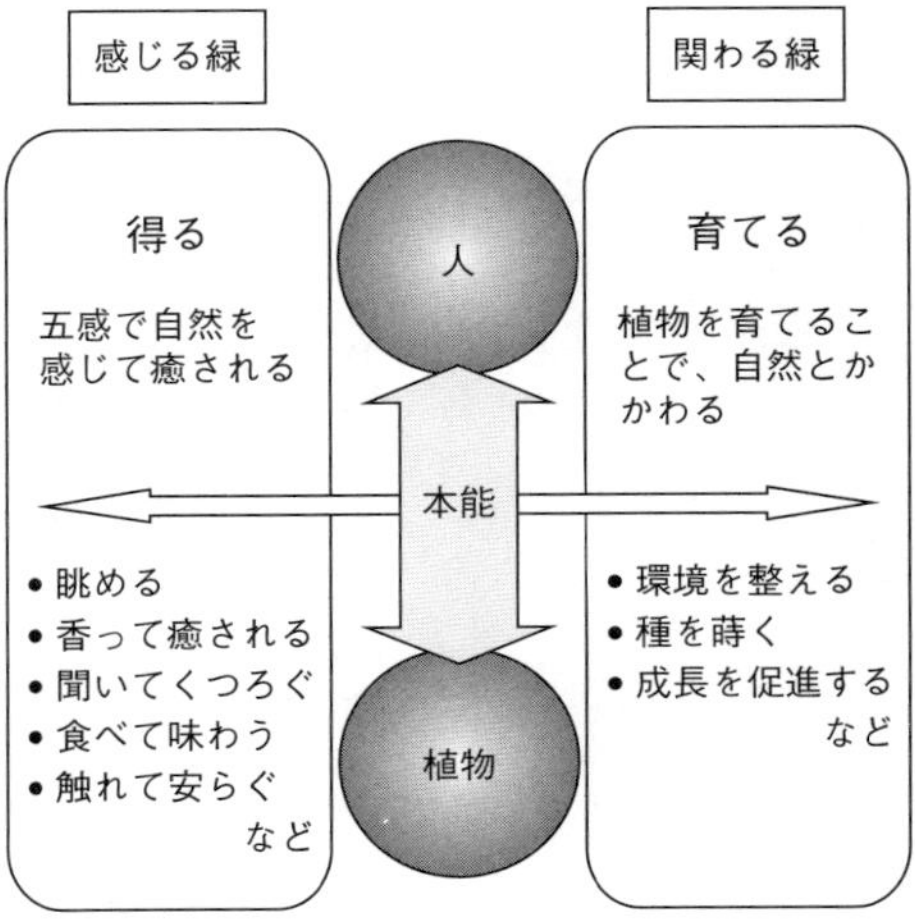
本能
• 眺める
• 香って癒される
• 聞いてくつろぐ
• 食べて味わう
• 触れて安らぐ
など
植物
• 環境を整える
• 種を蒔く
• 成長を促進する
など

図2－4　ヒーリング・ランドスケープの構造

肉体的、社会的なストレスを風景から癒される。意識と無意識の中にスピリチュアル（霊的）な、癒しを目指すといえる。この両面の機能を満たしうる風景が「癒しの風景——ヒーリング・ランドスケープ」と言える（図2－5）。

この八四〇人を対象とした調査でも、アプルトンの「人は、樹木のある風景を恋う」という論のように、植物が存在する風景がもっとも多かった。つまり「水の確保」と「眺望」をイメージできる風景を、「癒しの風景」と意識・無意識下で感じるのであろう。

一方、調査の中では、海・空・光、太陽など、植物そのものは、存在しないが、自然要素のある風景を癒しであるとするものがあった。これらは、植物が生息するために必須アイテムである。いわば、植物の生育環境としては、なくてはならないものである。そういった意味では、植物や緑のある風景を癒しとする場合と同様に、「人の生きられる空間」をイメージしているといえる。

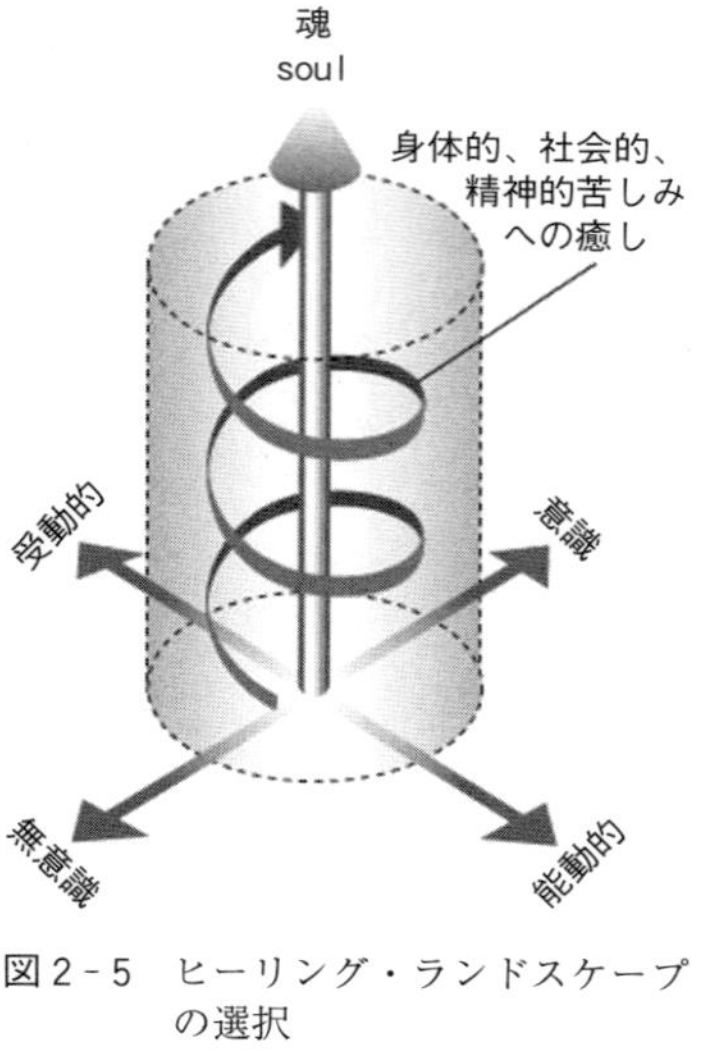

図2－5　ヒーリング・ランドスケープの選択

この項では、健康な人がイメージする癒しの風景を探り、それが、「自然の風景」であり、「棲みかをイメージする空間」であり、「感じる風景と関わる風景」があることを論じた。

次の項では、現代が「ストレス社会」と呼ばれ、安直な「癒し産業」が拡大するなかで、真に癒しが必要となる人たちの求める「癒しの風景」とはなにかを、探っていきたい。

3　苦しみの中の癒し

最も強いストレスである死

社会が物質的な豊かさを追い求めれば求めるほど、身の周りの自然との乖離や人工物の増加によってストレスが高くなり、癒しの需要も高まる。

たとえば、ヒトの本能は、人工物と自然物の情報を選別する力を有している。一方視覚から得られる擬似自然情報（精巧に作られた造花もこの一例）を、脳は「自然」と知覚する。しかし本能は、これを「疑似」と判断する。そして、無意識の中の選別葛藤がヒトを疲れさせる（中村桂子、一九九五）。

このような日常の些細なことからも、私たちはストレスを蓄積する。しかし体験するストレスの中で、もっとも高次なものは、「死」に関連するストレスである。そのなかでも「配偶者の死」は人生で最も高いストレスである。そして、離婚や別れが続き、近親家族の死は四位と、続く（表2－2）。

前掲書『ひとはなぜ自然を求めるのか』。

表2-2　社会再適応評価尺度（Social Readjustment Rating Scale：SRRS）

人生での出来事	ストレス値
配偶者の死	100
離婚	73
配偶者との別居	65
親しい家族の死	63
懲役	63
自分のケガや病気	53
結婚	50
仕事を解雇されること	47
婚姻関係の調停	45
引退	45
家族の健康の変化	44
妊娠	40
性的な問題	39
新しい家族が増えること	39
仕事での変化への再順応	39
経済状態の変化	38
親しい友人の死	37
職場の配置転換	36
配偶者との言い争いの回数の変化	35
10万ドル以上の借金	31
借金やローンのトラブル	30
仕事上の責任の変化	29
息子や娘が独立すること	29
義理の親族とのトラブル	29
特に優れた個人的な成功	28
配偶者が就職・退職すること	26
学校の新学期・学期の終わり	26
生活条件の変化	25
個人的な習慣の見直し	24
上司とのトラブル	23
労働時間や条件の変化	20
引越し	20
転校	20

T. H. Homes & R. H. Rahe, "Homes-Rahe Life Changes Scale." *Journal of Psychosomatic Research*, Vol. 11, pp. 213-218, 1967. 中井美恵訳。

人は「死」をどのように考えているか

大学の講義で、「一時間後に、あなたの命が尽きるとしたら、誰にどのような内容の手紙を書くか」と、学生に記述をさせたことがある。約三〇分間、定員二〇〇人の教室は、鉛筆の音が響くほどの静粛な時間が流れた。手紙の内容のほとんどは、感謝や詫びなどで、家族や恋人、そして友人に宛てたものである。

この内容の分析は、別の機会に送るが、意外であったのは、その真剣さである。感情移入しすぎて、途中で泣き出す女子学生もいた。授業の感想を読むと、「いままで死を考えたことがなかった」、「命のことをまじめに考えてみたい」、「自殺した友人の気持ちが少しわかった」などがある。二〇歳前後の学生の意識から「死」は遠く離れたものである。人間の生と死は一対であり、生まれたときから死に向かって進んでいるということを、考える機会がないままに、若者は成人しているようである。

一方では、核家族化が高齢単独世帯化を進めている。いわゆる「独居老人」である。一九八〇年は六五歳以上の独居が一五・五%であったが二〇〇〇年は二五・九%へと推移した。この割合はどんどん高くなっている（平成一八年版　高齢社会白書）。若者にとって、「死」が「非日常化」していくのと対照に、高齢者にとっては、ますます「日常化」していくといえる。

内閣府『平成一八年版　高齢社会白書』ぎょうせい、二〇〇六年。

死の定義

この「死」について『広辞苑』（一九九八）の解説は、「死ぬこと。命がなくなること」と、いたって簡単な記載しかない。一方、『医学大辞典』（二〇〇三）には次のように記載されている。

新村出編『広辞苑』岩波書店、一九九八年。
伊藤正男・井村裕夫・高久史麿編『医学大辞典』医学書院、二〇〇三年。

医学分野では、臨床的にヒトの死の判定をおこなわなければならず、一般的には自発呼吸の停止、心拍動の停止、瞳孔散大の死の三徴候が一定時間持続した場合、社会通念上の死とする（中略）人工心臓や人工呼吸器の出現によって、脳の死をヒトの死とする概念や、脳死状態の判定など、死の確定はいまだ議論の余地がある。

厚生省健康政策局総務課監修訳『死の定義――アメリカ、スウェーデンからの報告』によると、次のように定義されている。

身体の基本的な構成要素である各臓器・器官が相互依存性を保ちながら、それぞれ精神的・肉体的活動や体内環境の維持（ホメオスタシス）等のために合理的かつ合目的々に機能を分担し、全体として有機的統合性を保っている状態を「人の生」とし、こうした統合性が失われた状態をもって死とする。

過去、死はあたかも、医療の敗北のように扱われ、隠蔽傾向にあったものが、近年、「死」の討議は、脳死問題の再燃を受けて、社会の前面に引き出されることになった。

「死」はまた、ギリシャ哲学から近代哲学、現代に至るまで哲学の中心とされるテーマでもある。M・ハイデッガーは『存在と時間』の中で「恐怖」は、具体的な恐ろしいモノがあるが、不安の場合は特定の対象が存在しない。これは、一切の存在の可能性が「無」になることによる不安であるという（ゲルヴェン、二〇〇〇）。不安とは死への不安である。しかし、人間が死に直面することは、自分を確かめ、自分の存在のあり方を見直すチャンスであると、位置づけている。

V・ジャンケレヴィッチ（一九九五）は、「死とは生を無意味にすることによって、生に意味を与える。死は生に意味を与える無意味である」といい、死があるからこそ生が輝くことを説明している。また彼は、一人称、二人称、三人称と人称による死の

厚生省健康政策局総務課監修訳『死の定義――アメリカ、スウェーデンからの報告』第一法規出版社、一九九一年。

M・ゲルヴェン『ハイデッガー「存在と時間」註解』長谷川西涯訳、筑摩書房、二〇〇〇年。

V・ジャンケレヴィッチ『死とはなにか』谷章二訳、青弓社、一九九五年。

違いを提唱した（ジャンケレヴィッチ、一九七八）。鷲田（二〇〇四）は、ジャンケレヴィッチの、人称による死の違いについて、一人称の死は、もともと体験できない「私の死」であるが、二人称の死は親しい対象が突然消え、私の中に空白ができ、その空白の空虚さに耐え切れず、自分がつぶれたり、壊れたりするものであるという。したがって、死とはいつも「他者がいることによって意識することができる」という。

V・ジャンケレヴィッチ『死』仲沢紀雄訳、みすず書房、一九七八年。

鷲田清一『教養としての「死」を考える』洋泉社、二〇〇四年。

死に逝く人へのケア

人はさまざまな死の迎え方をする。その一つとして悪性腫瘍を考えよう。疾病告知を受けた患者は、病気の状況を把握し、その後の生きられる時間を受容するまでには、検査や診断への疑い、なぜ自分がそのような目にあわなければならないのか、などさまざまな葛藤がある。この心の変動をE・キューブラ・ロスが、死の受容のプロセスと説明した（一九九八）。

E・キューブラ・ロス『死ぬ瞬間』鈴木晶訳、読売新聞社、一九九八年。

① 自分の死を認めない「否認」
② なぜ自分が死ななければならないのかという「怒り」
③ 犠牲や努力を行うことで、延命を祈る「引き替え」
④ 自分が無くなることへの「鬱」
⑤ 自らの死を「認める」

このような当事者の心の揺れ動きは、身体の痛みや、経済的な心配を含む社会的なこと、あるいは心理的な不安、また、スピリチュアル・ペインと呼ばれるものがある。スピリチュアル・ペインとは、適当な日本語がなく、多くの場合カタカナ表記されているが、あえて日本語に訳すなら「霊的苦痛」といえる。人には身体的、精神的、社会的苦痛があり、それに加えて、あるいはそれらを統合した形で、スピリチュアル・ペインがある。

自らの死を受容し、限られた時間を有効に生きるためには、スピリチュアル・ペインを軽減しなければならない。そうでなければ、死への苦しみ、罪の意識、死の恐怖、人生の意味などに答えを出せずに、悶えることになる。スピリチュアル・ペインとは、生と死の意味や目的を見出そうとする無意識的な魂の欲求であるといえる（安藤ら、二〇〇〇）。私たちは、自分の死を意識したときに、初めて、ジャンケレヴィッチのいう「私が死ぬことで、あなたはどうなるのか」と苦しむのである。これもスピリチュアル・ペインである。

中神（二〇〇四）は、このペインは、トータル・ペインであり、むしろ Total Suffering という語彙を使うほうがふさわしいという。すなわち人間の耐え難い統合された苦しみだからである。

グリーフケア（悲嘆ケア）

逝く人がいる以上、遺される人もいる。イギリスで配偶者を喪った五四歳以上の男

安藤治・佐々木清志・中村珠巳・桝屋二郎「実存的不安への心理療法」『日本芸術療法誌』三一巻二号、二〇〇〇年。

中神百合子「「いのち」をみまもる」東京大学大学院人文社会系研究科編『シンポジウム報告論集：新しい死のかたち・変わらない死のかたち――死生学と応用倫理』東京大学大学院人文社会系研究科、二〇〇四年。

性五千人に対する追跡調査をおこなったところ、配偶者の死後六カ月以内の死亡率は、同年代の健在な夫婦の男性に比べて四〇%も高かった(デーケン・曽野、一九九五)。前述のように、配偶者の死は、最も高次ストレスであり、家族の死もこれに続く。悲嘆は、遺されたものの寿命を縮めるほどのストレスである。

A・デーケン・曽野綾子編著『生と死を考える』春秋社、一九九五年。

遺された者の悲嘆プロセスは、おおよそ次の一二段階に分けられる(デーケン、一九九六)。

A・デーケン『死とどう向き合うか』NHK出版、一九九六年。

① 一時的な現実逃避と、麻痺状態に陥る「精神的打撃と麻痺」
② 理性が、死という事実の受容を拒否する「否認」
③ 死に直面しての激しい恐怖による「パニック」
④ 遺されたことに関する「怒り」
⑤ 医師をはじめ、周囲の人間を「恨む」
⑥ もっと何かできたのでは……との「罪意識」
⑦ 死者がまだ生きていると思う「幻想」
⑧ 深い「孤独」
⑨ 生活の目標を見失った「精神的混乱」
⑩ 自分の置かれた状態を、見据え「あきらめ」
⑪ 苦悩や絶望を味わったあとの「希望」
⑫ 喪う以前と同じ状態ではなく、新しいアイデンティティとしての「立ち直り」

以上の精神状態も当事者の悲嘆の場合と同様に、スピリチュアルな問題が中心である。突然に愛する人間を喪う、あるいは喪うことを宣告されるなど、毎日が変りなく繰り返されてすすむと信じている者に、今までとまったく違う今の現実が、突きつけられる。一二の段階は、キューブラ・ロスのいう死の受容と同様に、順をおって進むのではなく、行きつ戻りつ、立ち現れ、順番通りには行かない。いるはずの人が、ある日を境に、「いない」という空白をどのように、埋められるか、あるいは、自分に納得をつけるかが、グリーフケアである。

スピリチュアル・ケア

こういった自己の中の空白をケアすること、あるいはスピリチュアル・ペインを軽減することが、スピリチュアル・ケアと呼ばれるものである。つまり、人間の本質的苦しみへのケアである。

人間の四つの痛みとは、「身体的苦痛」、「精神的苦痛」、「社会的苦痛」と、「スピリチュアルな痛み」のことである。「身体的苦痛」とは、物理的な痛みをさす。「精神的苦痛」には、不安やいらだち、孤独感、うつ状態、怒りなどがあげられる。「社会的苦痛」とは、仕事、家庭、経済、人間関係などの問題をいう。これらの痛みの統合結果が「スピリチュアル・ペイン」を引き出す。

ここで、スピリチュアリティについて、もう少し補足したい。窪寺（二〇〇四）は、

窪寺俊之『スピリチュアルケア学序説』三輪書店、二〇〇四年。

スピリチュアリティを「人生の危機に直面して、〝人間らしく〟あるいは〝自分らしく〟生きるための、存在の枠組みや、自己同一性が失われたときに、それらを自分の外の超越的なものに求めることや、あるいは自分の内面の究極的なものに、求める機能である。スピリチュアリティは、宗教や信仰に近い領域にあるが、教義や礼典などを持たない、もっと自己の自由な魂の癒しに関係する。とくに日本人のスピリチュアリティは自然、風習、文化などの影響を強く受けて、信じる対象や内容は明確ではないが、人生を支え慰め、方向性を与える」と解説している。

図2-6はスピリチュアリティが、侵される危機に直面したときに表出するスピリチュアル・ペインの構造を分析したものである。悪性腫瘍などの疾

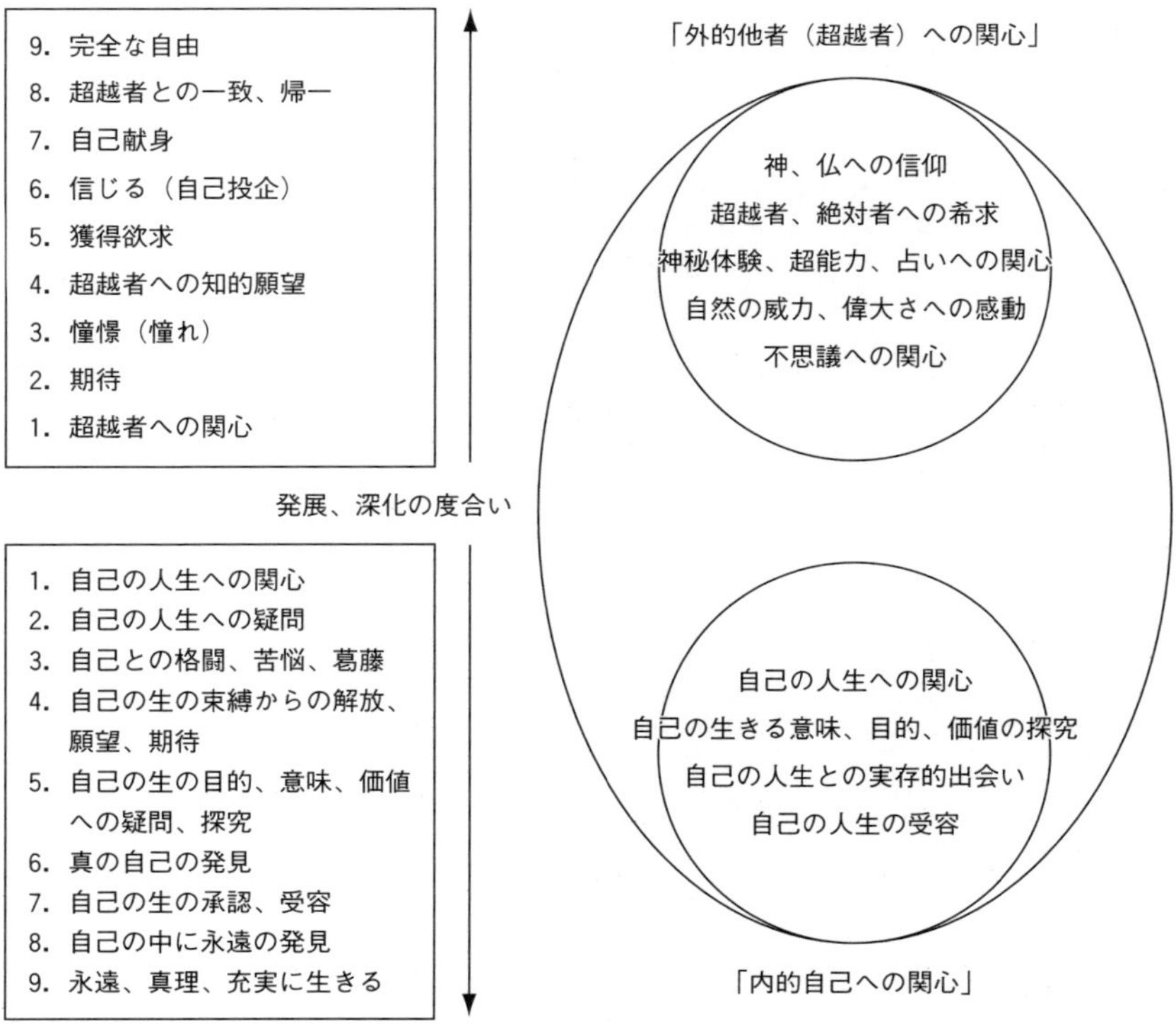

図2-6　外的他者と内的自己への関心の度合い（窪寺、2004）

病の告知や、配偶者や身近な者を喪った遺族などに、スピリチュアル・ペインは表出し、自己の外である外的他者（超越者）への関心と同時に、内的自己への関心との双方向が覚醒する。これは、ハイデッガーのいう、死を意識し、自己存在への問いかけの只中にあるといえる。

図のように、生きる意味の自己への問いかけは、同じく外的他者への関心や、自然の威力や偉大さ、感動の中に、答えを見出そうとしている。

自然界の「自然の根元」と呼ばれるものは、普段は、表面に表れていないが、何かの機会にそれが表出して、私たちを脅かす（中村雄二郎、一九九五）ものである。自然には大地震のような突然性があり、それが表出すると私たちは、恐れや不安に襲われる。同様に死も自然の根元現象と同質のものと、とらえるべきである。なぜなら死は、生命を有するすべてのものが持つ、自然現象だからである（今道、一九九三）。

前節の記述調査のように、日々のストレスが自然回帰の中で、癒されるのであれば、当事者の死、死の看取り、あるいは身近な者の突然死など、死に関わる癒し、とくにスピリチュアル・ペインは、自然を見据え、自然と関わることで癒される可能性がある。

第二次大戦中、V・E・フランクル（二〇〇二）は、極限状態のユダヤ人収容所の中で、ユダヤ人女性が窓から見える樹木と語り、樹木の存在によって命の永遠を悟ったことを記述している。それが、彼女にとっての唯一の自己存在の証であり、生きる

中村雄二郎「自然の不思議さ——共振する宇宙のなかで」山口昌男ら『ひとはなぜ自然を求めるか』三田出版会、一九九五年。
今道友信『自然哲学序説』講談社、一九九三年。

V・E・フランクル『夜と霧』池田香代子訳、みすず書房、二〇〇二年。

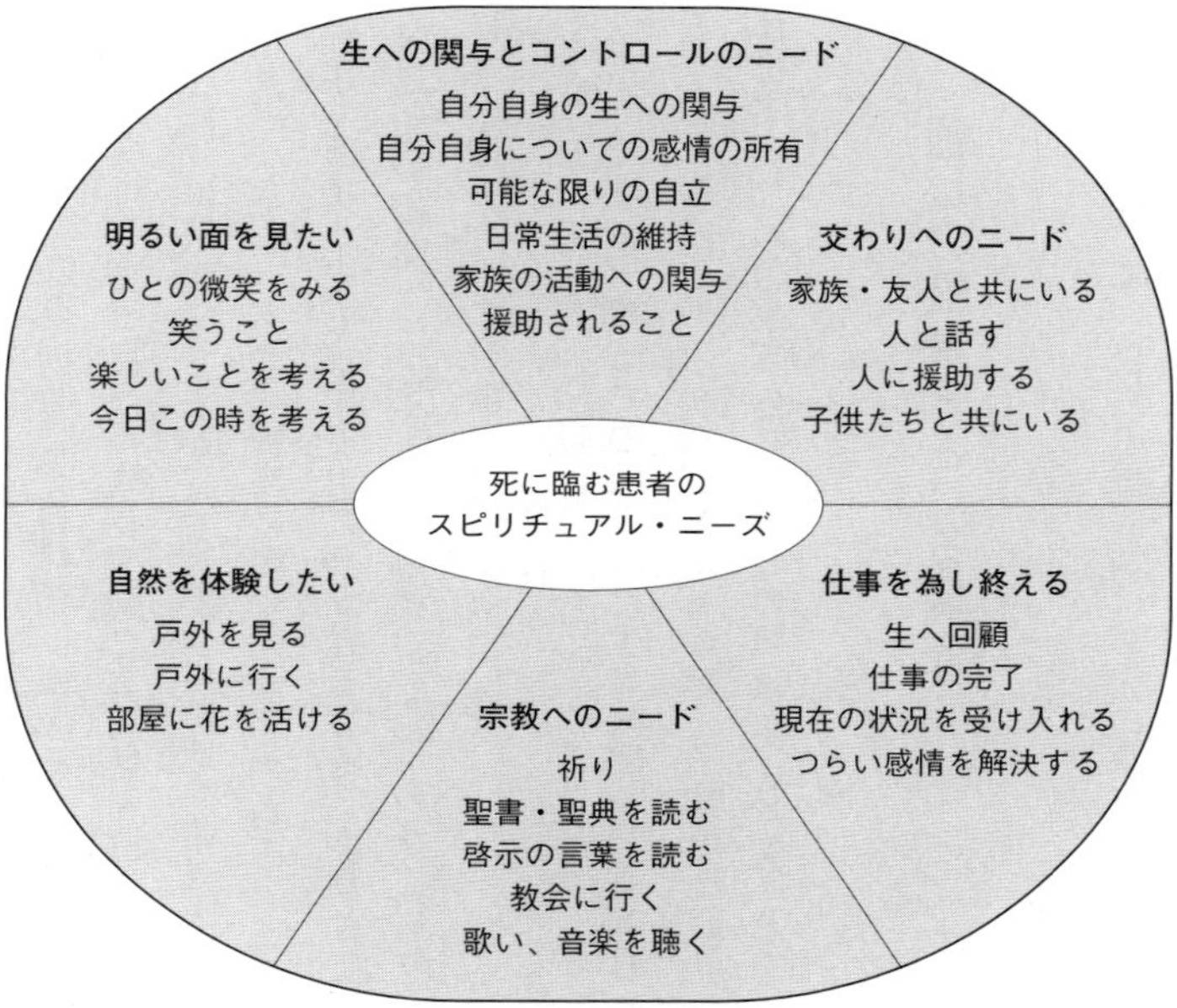

図2-7　スピリチュアル・ニーズの主題（村田、2002）

価値を認識する方法であったとフランクルは述べる。宗教的な超越存在としての「何か」に依存せずとも、スピリチュアル・ペインの軽減に、絶対的な自然の力は大きく作用すると考えられる。スピリチュアル・ペインを軽減するために有効とされるものは（図2-7）、「交わり」、「仕事」、「宗教」、「明るい面を見る」という項目ともに「自然に接する」というニーズがある（村田、二〇〇二）。

人の死を考えるとき、生きられる癒しの環境と

村田久行「スピリチュアルケアとは何か」『ターミナルケア』一二巻四号、二〇〇二年。

して植物が存在する自然を認識することは、重要なことといえる。スピリチュアルの語源であるラテン語の Spiritus は、生きている人間の「肉体」と対をなす「精神の力」という意味と同時に、自然の「風・そよ風・香り」の意味を持つ言葉でもある。

私たちは、毎日自分の周りでおこる問題を解決しながら生きている。しかしながら〝問題〟は解決できるが、〝神秘〟は解決することも、支配することもできない。死は解決できないもの、神秘に属するものである(ジャンケレヴィッチ、一九九五)。人の死も植物を中心とする自然のサイクルも、組伏すことのできない神秘の分野に属する。「死の瞬間」に呼応するのは「生」である。自分をとりまく「いのち」への畏敬は「いのち」への賛歌につながる。

前掲書『死とはなにか』。

死を認識し、死までの限られた生の時間を、より良く生きるために、あるいは看取り、悲しみ、その中から、やがて希望を見出し、再生を目指す者にも、自然の神秘を体得するための生きられる癒しの風景が、必要と考えられる。

4　癒しの風景をさぐる調査

癒しに関して、自然の重要性は、先の調査でも明らかとなったが、前項で述べてきたように、ストレス社会のなかでも、もっとも、そのストレスが高いとされる「死」と対峙している人々が求める癒しの風景とは、どのようなものなのであろうか。先の癒しの風景の記述式調査の結果を踏まえて、より「死」と近い人たちを対象に、写真によるアンケート調査を実施し、また、その結果の意味を探るために、二種類の聞き取り調査をおこなった。

（1）死に対峙する人々への多文化アンケート調査

調査は、ジャンケレヴィッチ（一九七八）のいう「人称による死の違い」に配慮して、緩和ケアを受けている者（パリアティブケア）、過去三年以内に家族などを喪い悲嘆ケアが必要とされる者（グリーフケア）、高齢者（六五歳以上）、医療スタッフ（ホスピスなどの施設で働く者）と、比較データとして若者を対象に、日本・韓国・アメリカ・イギリス・フランスの五カ国において実施した。国際アンケートとしたのは、「死」という人類の不変テーマと「癒される自然風景」との統合は、文化ファクターが、加わるか否かを調べるためである。

回答者は高齢者三六〇人、グリーフケア二〇五人、パリアティブケア六八人、医療関係者七六人、若者一二九人の合計八三八人であった。

調査内容はA3用紙に一二枚の風景を並べ、その中で最も癒されると感じる風景を選択させるとともに、その選択理由を問い、また、その風景を誰と眺めたいかもたずねた。

風景写真の選択には安定した構図で、色彩侵襲の少ないものなど、ロールシャッハ・テストの概念を参考とした（小野、一九九一）。

前掲書『死』。

小野和雄『ロールシャッハ・テスト』川島書店、一九九一年。

風景の写真枚数は、一二枚に厳選した。一二という数字は、人間が最も慣れ親しんでいる数字であり、かつ安心感をあたえる数字である（フリース、一九八四）。より多くの風景写の中から一枚の「癒しの風景」写真を選択させるほうが、有効と感じられるが、本調査は、風景そのもののありようを調べると同時に、対象者の心理的投影を探るものでもある。したがって、個人の風景にもつメタファーをより引き出しやすいように配慮するために一二枚とした。また被験者が疲れや侵襲を感じないためでもある。さらに後続調査では、これらの選択内容を言語化し、内容分析をおこなった。

ロールシャッハ・テストに準じ風景写真は三群にわけ、一群は自然度が高く「見慣れた」風景、二群は人工的に形成された庭と季節に「特色」がある風景、三群は一群より自然度が高く、さらに「色彩的に特徴」のあるものとした（カラー口絵参照）。

質問は、一二枚の風景のうちで、最も好きな（安らぐ）ものを、一枚選び、その理由を問うた。

各々の風景写真の下には、風景の選択する理由となるもの①～⑥を記述した。一二枚の風景を被験者が選別する理由の設定は、とくに心理学分野での先駆研究を参考とした。

風景構成要因は以下の視点である。

「空間的要因―風景を構成する広がりや地形など」

A・フリース『イメージシンボル事典』山下主一郎訳、大修館書店、一九八四年。

「気候的要因―写真から予想される四季感」

「組成（律動）的要因―風景の中に見出される動き・リズム」

「時間的要因―風景から感じ取られる流れとしての時間」（高橋、一九八二）

これらに加え、高次ストレスを抱える被験者を想定して以下の二項目を追加設定した。

「保護的要因―風景に中に安心感があるか」（樋口、一九九九）
「象徴的要因―生と死などを象徴する」（フリース、一九八四、皆藤、二〇〇〇）

草　原

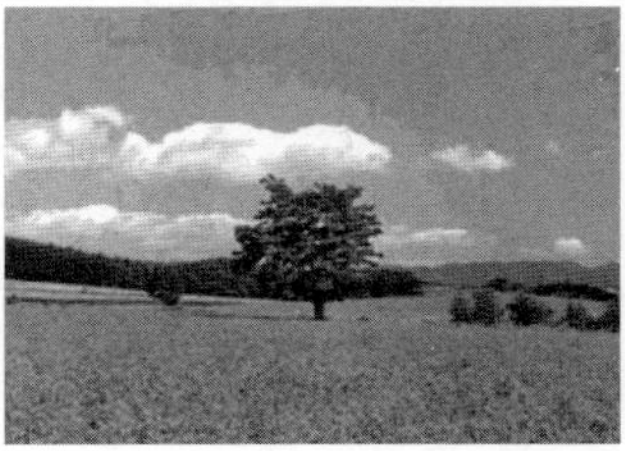

「大きな牧草地の風景です。」

① 広々とした感じが好き。
② 一本の木が力強い。
③ 地形がなだらかで良い。
④ ヒバリなどの鳥の鳴き声が聞こえてきそうな気がする。
⑤ 青い空と白い雲の色が美しい。
⑥ その他（自由記述）。

★一本の大きな木と、青い空、明るい草原は、どのような人に、癒しを提供するか。

〈人類発祥の空間〉

・人類が、生物的学的進化を完結した場所である草原（サバンナ）の風景は、眺望

高橋進『風景美の創造と保護』大明堂、一九八二年。

前掲書『日本の景観』。

前掲書『イメージシンボル事典』。

皆藤章『風景構成法』誠信書房、二〇〇〇年。

以下□内は、アンケートに使用した風景に関する説明内容（「　」内）と選択理由（①〜⑥）。★印は調査の視点、〈　〉はメタファーとしての内容を示す。

が効く安全・安心感と、樹木によって身を隠す、両面の効果があったからである（アプルトン、二〇〇五）。

〈象徴〉

• 独立樹は、その樹木の下に、平安な休息空間があることを象徴していると伴に、広い平野や、装置の中にしっかりと立つ姿は、周囲を見晴らす「眺望性」を象徴し、また独立樹の持つ意志的な象徴性を神的に表現している（樋口、一九九九）。

• 木は、生命の象徴であり、希望の象徴である。なぜなら、木は切られても、また新芽を吹き、若木の絶えることはない（ヨブ記一四章、一九七一）。

• 真直ぐ立った樹木は、地上的生命を青空に運んでゆく紛れもない一つの力である。木はかくも直立しているので、大気の生活を安定させてしまう。一本の木が、全宇宙であることがわかる（バシュラール、一九七四）。

前掲書『風景の経験——景観の美について』。

前掲書『日本の景観』。

『旧約聖書』関根正雄訳、岩波書店、一九七一年。

G・バシュラール『空と夢』宇佐見英治訳、法政大学出版局、一九七四年。

芝生

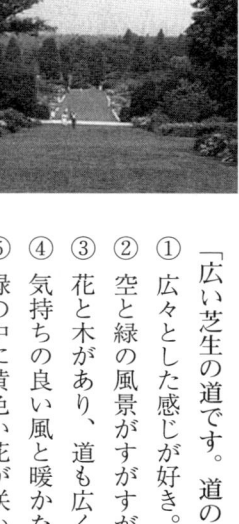

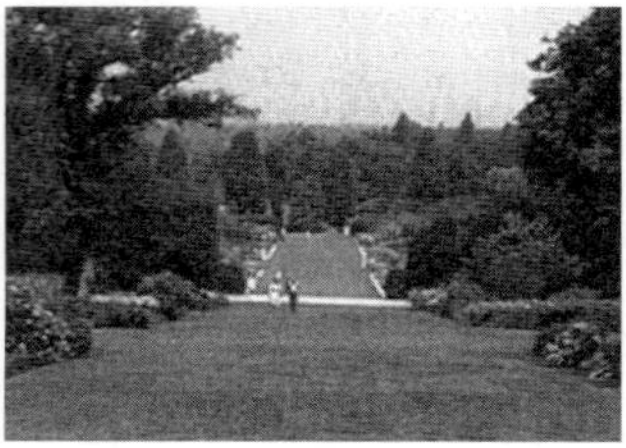

「広い芝生の道です。道の両側には花壇があります。」

① 広々とした感じが好き。
② 空と緑の風景がすがすがしい。
③ 花と木があり、道も広く歩きやすそう。
④ 気持ちの良い風と暖かな光が感じられる。
⑤ 緑の中に黄色い花が咲いている色が好き。
⑥ その他（自由記述）。

★どこまでも続く、緑の道と、はるかにみえる緑の地平、緑量の多い緑の風景は、人に癒しを与えるか。

〈水平な空間の意味〉

•水平と垂直ラインは、未来を象徴している（トゥアン、一九九三）。この風景では、希望に向かって歩む構図となる。

•水平面は、手でつかむことのできる現実であり、下の空間すなわち土壌空間に進入できない。大地の固さが抵抗となる。人間は、この二つの境界に存在する（ボルノー、一九八三）。

•緑という色は、すべての根源の色であり、物事の始まりである（志村、二〇〇二）。

Y・トゥアン『空間の経験』山本浩訳、筑摩書房、一九九三年。

前掲書『人間と空間』。

志村ふくみ『色を奏でる』筑摩書房、二〇〇二年。

棚田

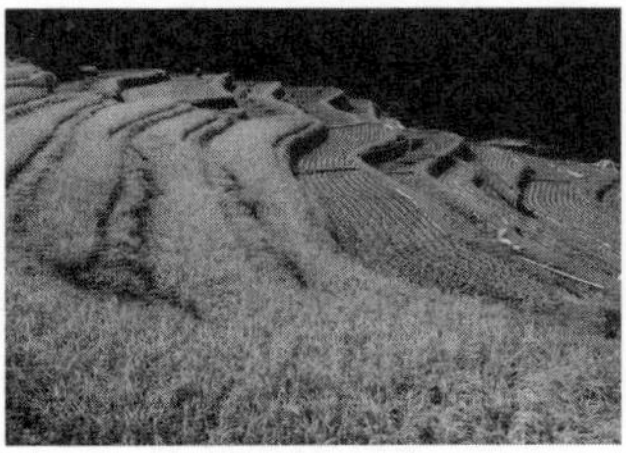

「段々畑です。稲の刈り取りが終わったところです。」

①刈り取りの頃の秋の風景が好き。
②懐かしい風景がいい。
③整然と作られた段々畑がきれい。
④たき火などの懐かしい匂いが伝わってくるような気がする。
⑤風景全体が茶系の色で落ち着く。
⑥その他（自由記述）。

★日本人の原風景である棚田は日本人に懐かしさを提供するのか。また秋の風景は、癒しとなりうるのか。

〈ふるさと〉

•ふるさとは、特定の生まれ育った場所という規定ではなく、「安らぎ感」のある場所がふるさとであるという。君がいるちょうどその場所に（僕のための場所が）ある。それが、ふるさとである（高江州・大森、一九八四）。

前掲書『風景構成法』。

〈秋の象徴〉

•秋は、さびしく物悲しい。生気の無い世界のなかで風に舞う枯葉のようであると感じる（ボルノー、一九八三）

前掲書『人間と空間』。

サクラ

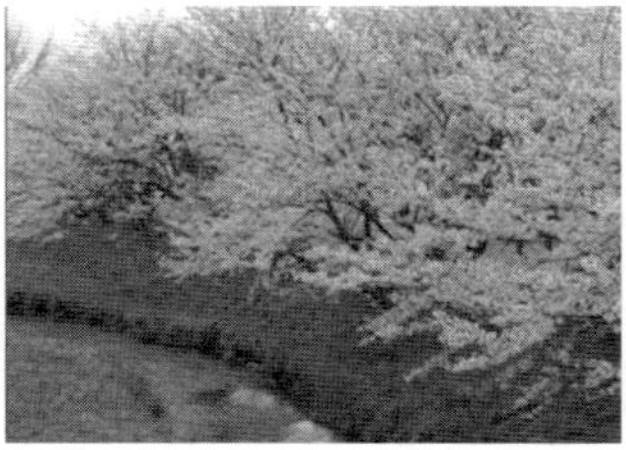

「桜が満開の風景です。」

①はなやかな感じがいい。
②はかない感じが好き。
③小川と桜の組み合わせがいい。
④風に舞う花びらが好き。
⑤桜の色が好き。
⑥その他（自由記述）。

★桜は、日本人には多くの象徴をもたらす。ある者には、宴や華やぎであり、ある者には、散りかたから「潔さ」などを象徴するものとなる。明るい気分のときには、明るい風景を選ぶのであれば、華やぎのあるこの風景は、どのような対象者に選ばれるのであろうか。

〈象徴としての桜〉

• 一方、日本のように桜を、特定の象徴としない他の文化圏であれば、この風景はどのように評価されるか。

バラ園

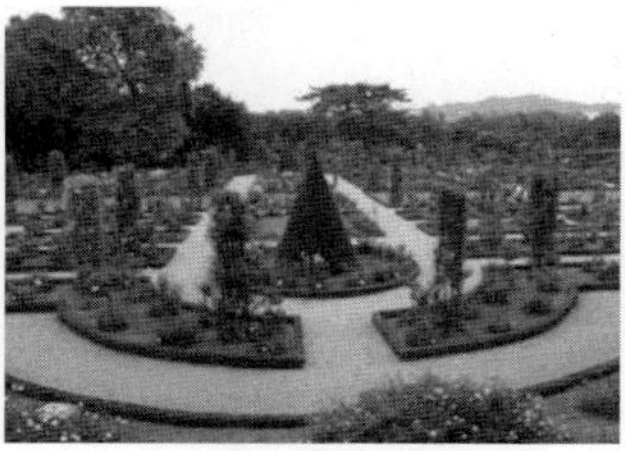

「美しい花壇の風景です。」

① 清潔感がいい。
② 整然とした感じがいい。
③ 樹木の形が面白い。
④ バラの香りが漂っていそう。
⑤ 色の対比がきれい。
⑥ その他（自由記述）。

★ 一二枚の写真のうち、この庭園のみが、整形式庭園であり、人工的な空間である。またフランスはじめ、他の文化圏では、バラは桜と同じような象徴イメージを保持する。このようなバラと、幾何学的庭園を人は「癒し」と感じるか。

〈バラの象徴〉

• バラは、人が美しいと感じる花である。ユングは、バラを意識と無意識の調和の取れた状態であり、人格の統合や曼荼羅を象徴し、とくに完全性や、完璧さをイメージするものとする（フリース、一九八四）。

前掲書『イメージシンボル事典』。

日本庭園

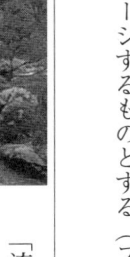

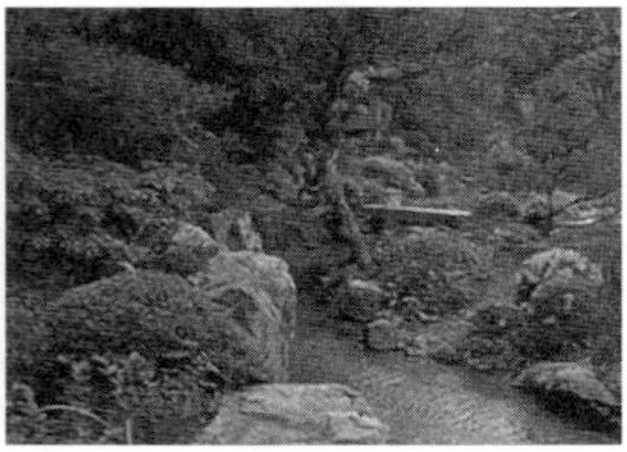

「流れと、石、ツツジの花、松などがある日本庭園です。」

①　日本らしい庭だから。
②　手入れされた清潔感がいい。
③　マツやツツジなどの木と「流れ」の配置が好き。
④　サラサラと「流れ」の音が聞こえるような気がする。
⑤　ツツジの赤い色が好き。
⑥　その他（自由記述）。

★　水の流れ、石組み、松など、日本庭園の代表的な要素による空間を、どのような人が癒しと感じるか。

〈石〉

- 風景構成法の解析によれば、石のメタファーは、冷たく不変、硬さ、あるいは障害、重荷をあらわすこともある。

〈水の流れ〉

- 流水は、さわやかさの象徴である。涼しさやみずみずしさ、新鮮さを、提供し、水のざわめきは、さわやかさと明るさの隠喩である（バシュラール、一九八二）。
- 風景構成法のなかの絵に、水の流れる小川が出現すると、回復の兆しをしめすと評価される。小川は、自己実現を象徴するからである。また、川の出現は、精神

G・バシュラール『水と夢――物質の想像力についての試論』小浜俊郎・桜木泰行訳、国文社、一九八二年。

内界の転機のあらわれであるともされている。

〈**松**〉

- ニーチェは、松の持つ、「垂直イメージ」すなわち、万象を垂直化するイメージが、力動的な夢想の主軸になるとした（バシュラール、一九七四）。

前掲書『空と夢』。

- 芸術療法のなかで躁うつ病患者の回復期に「崖に松のある風景」が多く描かれるが、大地への強烈な執着の表象化である（中村研之、一九九八）。

前掲論文「「崖と松の木のある風景」と描いた躁うつ病者の表現病理学的検討」。

霧

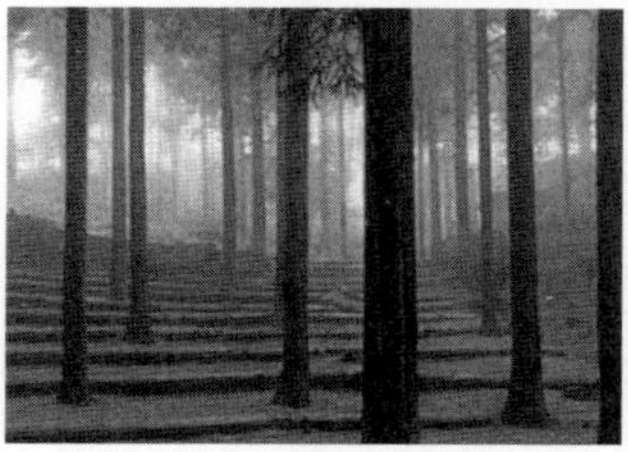

「杉林の中に、「朝もや」が立ち込めているところです。」

①まっすぐ立っている杉が美しい。
②「朝もや」がかかり、風景全体が神秘的。
③整然とした感じが好き。
④静けさがいい。
⑤「朝もや」の白い風景が好き。
⑥その他（自由記述）。

★先が見えない、霧の風景を、人は癒しの風景と選ぶだろうか。

〈**霧の見通し**〉

- 霧は、昼の見渡しのきく世界に対して、まったく変化した世界を提示する。霧の中では諸物は掴み取ることができるという性格を失って、掴み取ることができないものへと滑り落ちていき、そしてまた、そのことによってあたらしい強迫性を獲得する（ボルノー、一九八三）。

• 孤独は、別の世界がまだ聞こえているのに、それを見ることができないことによっていっそう重苦しいものになる。白くなればなるほど、いっそう圧迫的になり、実体喪失の感情、空っぽの空間の中で、浮遊しているように感じる（ボルノー、一九八三）。

前掲書『人間と空間』。

雪

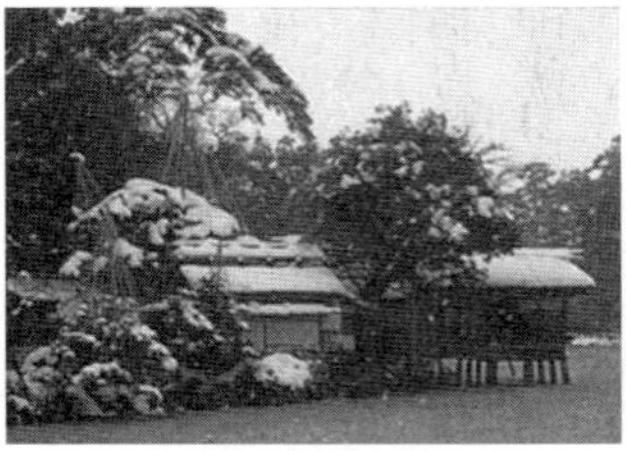

「雪景色です。池の上にも雪が積もっていきます。」

① 冷たく、厳しい風景がいい。
② 雪が好き。
③ 屋根と樹木の上に積もる雪がきれい。
④ 音のない世界にシンシンと雪が積もる景色が好き。
⑤ 真白な風景が好き。
⑥ その他（自由記述）。

★しんしんと降り積もる冷たく、暗い雪の風景は、人に癒しをもたらすのか。

〈雪〉

• 「白い暗闇」は、暗闇がなしうるよりもはるかに強く、無に引き渡す。それは周辺の世界の完全な非実質化である。人間は無の中に落ち込んでゆくほかないような、感情を抱く（ボルノー、一九八三）。

森の道

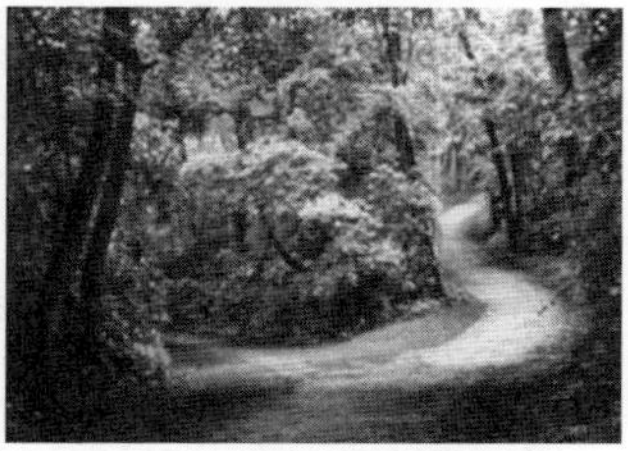

「森の中に続いている小道です。」
① どこまでも続いている道がいい。
② 一人で歩いていても違和感がない。
③ 曲がりくねっているので、次のシーンを期待できる感じがする。
④ 静かな森の中で、鳥の声だけが聞こえてきそうな感じがいい。
⑤ 全体が緑色で落ち着く。
⑥ その他（自由記述）。

前掲書『日本の景観』。

★どこまでも続く森の道は、人に癒しを提供するか。

〈保護空間〉

• 両側から迫る緑の空間は、人に保護的な印象を与える。奥へ奥へと誘う空間を遡る時、人は何か精神の緊張感、高揚を感じ取る。奥に安住の地が開けるという期待感につながっているとともに、死者の霊が上昇し、昇華してゆくという感覚につながる（樋口、一九九九）。

〈さすらい歩く〉

• さすらい歩くことは、「ある特定の目的から開放されていること」である。人間は、日常的世界から逃れ出ることを欲している。また、「時間が変化する」のである。目的のない「さすらい歩きは」時計の時間ではなく、太陽の動きや、星の動きによる、やすらかな、そしてなだめるようなリズムがある（ボルノー、一九八三）。

前掲書『人間と空間』。

池

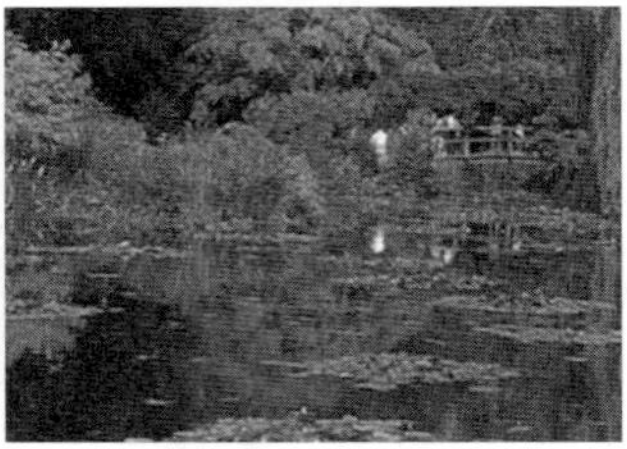

「スイレンが咲いている池です。向こう側には橋があります。」

① 池が好き。
② スイレンの花が好き。
③ 池に架かる橋が好き。
④ カエルの鳴き声や、池に飛び込む水音がするような気がする。
⑤ 水面に、緑の木や草が映り込んだ透明感が好き。
⑥ その他（自由記述）。

★ 写真の大きな面積を占める、止水である池は、人に癒しの感情を提供するか。

〈深い水、眠っている水〉

• 深く、眠ったような、水は、死をイメージする。暗い水と樹木との関係は、妖精の生命と、それを飲み込む死との関係と同じである。原初的物質の隠れ家の一つに、私たちが復帰することを可能にする特殊な死への招待なのだ（バシュラール、一九八二）。

前掲書『水と夢』。

紅　葉

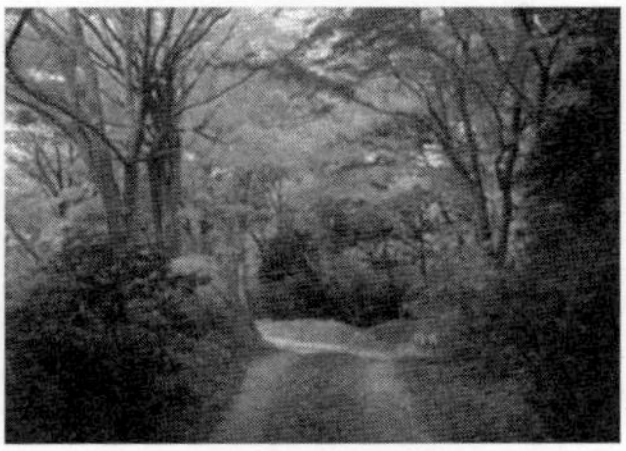

「里に近い山の秋の風景です。」
①　モミジの紅葉が好き。
②　散歩したくなる風景。
③　樹木でトンネルのようになっているのが好き。
④　秋のヒンヤリとした風を感じる。
⑤　オレンジ、赤などの色の風景がきれい。
⑥　その他（自由記述）。

★構図的には《森の道》と同じである。しかし赤色は、緑に比較して、侵襲のある色である。色の違いが、選択者にどのような評価をあたえるか。

〈赤色の象徴〉

• オーストラリア、およびアメリカの先住民族は、赤を生命の色、黒を死の色として扱うことが多い。また緑（および青）は、生の色である。このように人間のもつ色の象徴は、癒しを求める人に何らかの影響を与えるであろうか（吉本、一九八八）。

吉本隆明「色の重層」『ｉｓ増刊号「色」』ポーラ文化研究所、一九八二年。

夕　日

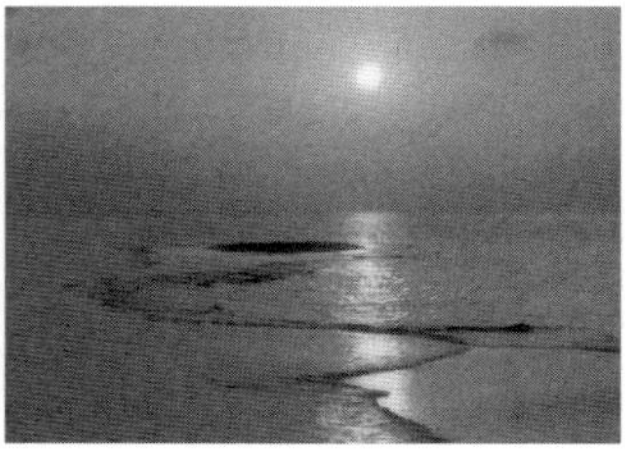

「水平線の夕日が沈むときです。」

①水平線に沈む夕日が好き。
②海が好き。
③砂浜と波が好き。
④波の音が好き。
⑤夕日に染まる色が好き。
⑥その他（自由記述）。

★二枚の中で、唯一、海の風景である。海は被験者にどのようなイメージを与えるか。

〈水平線〉

- 人は水平線に未来を託する（トゥアン、一九九三）。
- またユングは、天の父、神の象徴とし、生成の熱や多産を意味するとした（フリース、一九八四）。

前掲書『空間の経験』。

前掲書『イメージシンボル事典』。

（２）　死に対峙する人々への聞き取り調査

「生きられる癒しの風景」をさぐるための多文化アンケート調査と共に、アンケート調査では抽出できない、調査に対する対象者の反応や、選択されなかった風景に対する印象などを調べるために、二種類の聞き取り調査も実施した。

聞き取り調査　1

聞き取り調査その1では、入院患者を中心とした合計七五人に、アンケート調査と同じ風景写真を使って、一番安らぐ（好きな）風景と一番嫌いな風景を選択してもらい、その理由を尋ねた。この調査では、時間内に述べられるすべての言葉は、内容分析の情報とした。

浅野房世・高江州義英「死に対峙する人々を癒す風景に関する研究」『日本芸術療法学会誌』第三六巻第一号・第二号、二〇〇五年。

この調査は、がん患者三三人、神経症疾患（主に抑うつ症）二二人、脳梗塞後のリハビリ患者七人、リウマチ八人とがん患者の家族五人を対象におこなった。対象者と一対一で、準備したA５サイズの一二枚の風景写真を一枚ずつ説明しながら見せ、その後、テーブルの上に並べた一二枚から、会話をしながら、最も好きなものと嫌いなものを選んでもらう。一人の対象者に対する説明の長さは一〇分間。会話はテープに録音して、後ほど文字におこした。文章化された会話から、一番好き、一番嫌いを抽出し、それらに対するコメントの他、会話の中での肯定的なコメント、ニュートラルなコメント、否定的なコメントを、それぞれの風景写真ごとに分類した。また、全体だけでなく、疾病別差違があるかも調べた。

聞き取り調査その2では、対象者を遺族と高齢者に絞り、アンケートに使った写真を一部入れ替えて、侵襲の少ないように配慮して実施した。軽い認知症の症状のある後期高齢者をふくむ、七五歳以上の高齢者（三〇人）と、過去三年未満に同居家族を喪ったグリーフケア対象者（三〇人）の両グループを対象に、一二枚の写真から一番好きな風景を選択してもらい、その理由をたずねた。この調査でも、時間内に述べられるすべての言葉は、内容分析の情報とした。

5　求められる癒しの風景

（1）　死に対峙する人々へのアンケート調査の結果

死に対峙する人々を対象として、上述の五カ国においてアンケート調査をおこなったが、アメリカとイギリスの高齢者回答数が少なく比較は三カ国でおこなった。癒しの風景の選択傾向には、国による際だった差違はなかったものの、選択理由から文化的差違の存在が示唆される結果となった（表２－３）。どの国でも人気が高かった

表2-3 癒しの風景：国別（高齢者）

国名	第1位	第2位	第3位
日本	草原	日本庭園 紅葉	
フランス	草原	森の道	紅葉、夕日
韓国	芝生	紅葉	日本庭園

表2-4 回答者グループによる選んだ風景の割合（%）

風景写真	高齢者	グリーフ	パリアティブ	医療スタッフ	平均	若者
草原	15	16	20	13	16	44
紅葉	15	18	14	13	15	11
サクラ	9	12	13	13	12	8
夕日	7	11	7	18	11	14
森の道	10	14	6	9	10	4
日本庭園	12	8	9	8	9	2
芝生	10	7	10	4	8	2
バラ	8	6	9	1	6	0
棚田	5	3	1	9	5	5
池	3	2	3	6	4	2
霧	2	1	1	5	2	4
雪	3	2	4	0	2	4

（濃い網掛け）1番多く選ばれた風景　（薄い網掛け）2番目に多く選ばれた風景

《草原》《森の道》《紅葉》に対し、韓国人男性の《日本庭園》、フランス人女性の『紅葉』の選択数が、全体の傾向より多いことである。

選択理由をみると、《日本庭園》では、③の「木々と流れの配置が好き」が多く選択されており、これは、日本人の同じ写真の選択理由一位の①「日本らしい庭だから」と異なり、韓国人男性には、日本庭園であるという意識は見られない。

《紅葉》でも、日本人の選択理由である「紅葉が好き」と比較すると、「散歩したくなる」、や「色がきれい」などの「行動」や「色彩」としても捉えられていることがわかる。このように、好みの傾向は似通っているものの、特徴となる選択写真と、その選択理由を比較すると、文化的差異は存在することが考えられる。

この調査は、パリアティブケア、グリーフケア、高齢者、医療スタッフ、若者といった五つのグループに対しても実施したが、すべてのグループで、《草原》が癒しの風景として一位もしくは二位になった（表2-4）。

そこで、この《草原》をロールシャッハ・テストにおけるポピュラー反応（誰もが同様の反応をしめす）と位置づけ、《草原》を除いて再分析を行った。

その結果、若者を除くすべてのグループで上位を占める風景が《サクラ》《日本庭園》《森の道》《紅葉》《夕日》となった。これらの選択理由について解析すると、空間的要因〇％、気候的要因九％、組成（律動）的要因三四％、時間的要因二一％、保護的要因二三％、象徴的要因一三％となった（図2-8）。すなわち風景の中にリズムがあることや、時間の流れに守られている、あるいは何かを象徴することによって選ばれたといえる。

「喪った対象者によって求められる風景は変化するか」については、配偶者を喪った者とパリアティブケア対象者が同じ風景に癒しを感じ、兄弟姉妹を喪った者と担当医師や担当看護師を中心とした医療関係者は同じ風景を選んだ（表２‐５）。

「悲嘆からの時間によって癒しの風景が変化するか」は、半年以内とそれ以上によって、求められる風景は異なった（表２‐６）。

「癒しの風景を誰と眺めたいか」は、「配偶者」、「友人」、ついで「一人で」となり、家族は敬遠されることがわかった（表２‐７）。

（2）　死に対峙する人々への聞き取り調査——１

アンケート調査では、ほとんど選ばれない風景というものもあった。その理由を探るために同じ一二枚の写真を使って、入院患者を中心に、一番安らぐ（好きな）風景と一番嫌いな風景に関する聞き取り調査を行った。質問は、「これから、一二枚の風景を順番にお見せします。その中で、あなたが最も安らぐ、あるいは、〝今は、これ

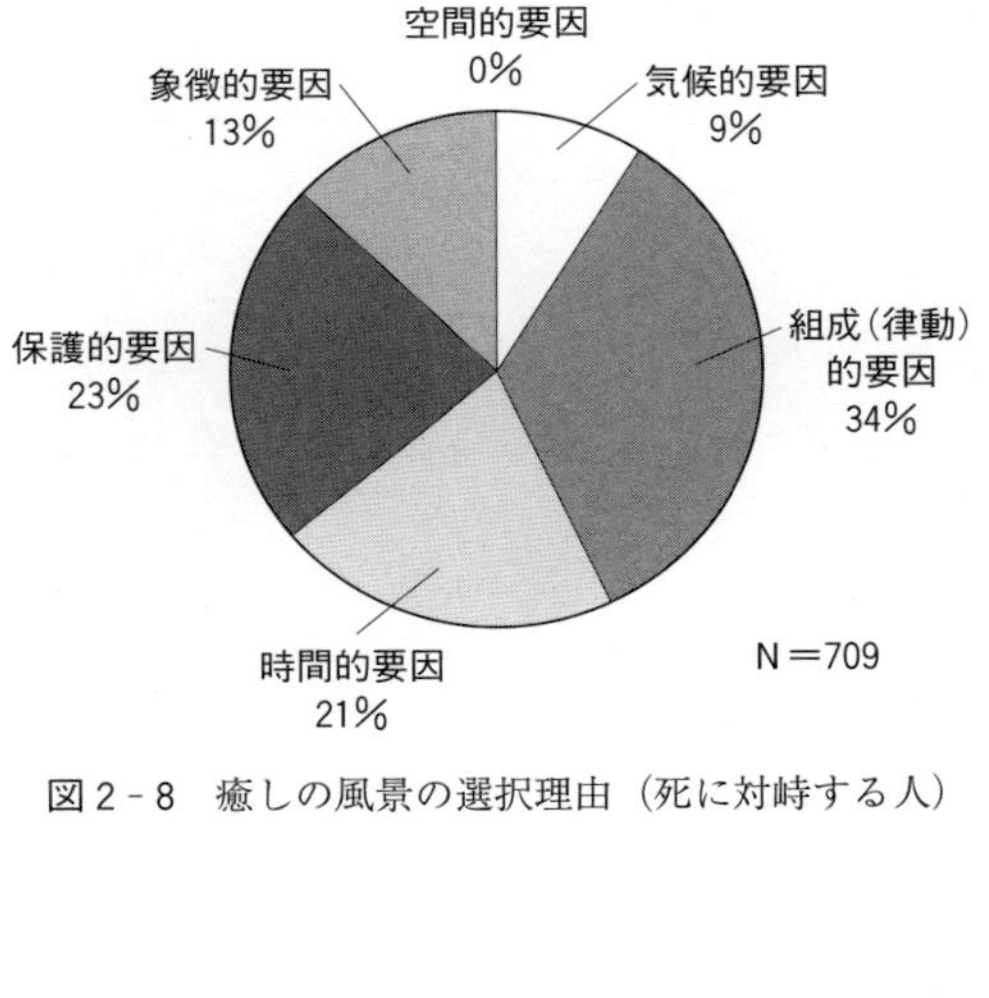

図２‐８　癒しの風景の選択理由（死に対峙する人）

表2-5　悲嘆の種類と癒しの風景（N＝349）

悲嘆の種類	第1位	第2位	第3位
配偶者喪失	紅　葉	サクラ	日本庭園 森の道
死の当事者 （パリアティブケア）	紅　葉	サクラ	芝　生
親喪失	紅　葉	森の道	芝　生
兄弟友人 その他喪失	夕　日	紅　葉	森の道
医療スタッフ	夕　日	紅　葉	

表2-6　癒しの風景：喪った時期別（グリーフケア対象者　N＝185）

喪った時期	1位	2位	3位	4位	5位
半年以内	紅　葉	夕　日	草　原	芝　生	森の道
1年前	草　原	サクラ	紅　葉	夕　日	森の道
2年前	草　原	サクラ	紅　葉	芝生 森の道	

表2-7　誰とその風景を眺めたいか（N＝709　複数回答）

誰　と	回答数（A）	%（A/N）
配　偶　者	196	28
友　　　人	157	22
一　　　人	139	20
子　ど　も	106	15
故　　　人	61	9
そ　の　他	41	6
親	30	4
不　　　明	139	20

が好きだ〟という風景を一枚選んでください。また、一番嫌なものも選んでください」と聞き、風景の解説は、アンケート記載と同じ内容を述べた。

回答者の内訳は、がん患者三三人、抑うつ神経症患者二二人、脳梗塞リハビリ患者七人、リウマチ患者八人である（表2－8）。

一番安らぐ（好きな）風景

その結果、全体では、「一番好き」は、《草原》《日本庭園》《芝生》と《夕日》（同数）の順となり、「一番嫌い」は、《霧》《バラ園》《棚田》と《雪景》（同数）の順で、多かった。

「好き」の理由としては、《草原》では、青い空や開放感、緑や一本の木の力強さ、懐かしい、安らぐ、落ち着くと言ったものがあげられた。《日本庭園》では、水や植物、緑と言った要素や、全体のバランスや奥行きが理由としてあげられた。《芝生》では、緑、花、澄んだ空気、歩きたくなる、癒されるといった言葉が、また《夕日》では、夕日の色やエネルギーと共に、海、平和、再生といった言葉もあげられた。

嫌いな風景

一方、「嫌い」の理由としては、《霧》では、寂しい、暗い、緑が無い、寒々しい、迷路にいるようといったネガティブなイメージがある。《バラ園》では、人工的、き

④ サクラ	⑤ バラ園	⑥ 日本庭園
【4】パッと散るからいい、人生を謳歌している感じ、華やか、花との出逢い、心が晴れる		【7】落ち着いた、水(の流れ)、草花、水と緑と花のバランス、せせらぎ、涼しそう、水音、自然、心が癒される、奥行きがある、立体感がある、岩
【3】病んでいるときに見るのが嫌、色あせて見える、華やかすぎ	【8】パターン化が嫌、影が無く広すぎる、人工的、墓場みたい	
【1】きれい、満開 (散り際がいい、桜を見るのは好き、きれい、小さい花が好き、懐かしい)	(バラ、きれい、不思議の国のアリス、母のガーデニングの思い出)	【1】不思議な感じ (自然に似た景色)
	(微妙、フラワーパークのよう)	(まあまあ)
(明るすぎ、いい思い出がない、華やかすぎ、多すぎ) 【2】明るすぎ、単調	(墓のよう、人工的) 【3】人工的、きちんとしすぎ	(ごちゃごちゃ、自然すぎる)
【1】みごと		
	(懐かしい)	
【1】桜が好き (きれい、桜)		【2】水の流れ、飛び石、石橋、もみじ、松、ツツジが自宅と似ている (日本的、わび、落ち着き)
	(よくわからない)	
(はかない、散るのが嫌)	【2】人工的	【1】寄り付きがたい

⑩ 池	⑪ 紅葉	⑫ 夕日
【1】水	【3】紅葉がきれい、暑すぎない、秋、癒される、自然の移り変わり、趣、色	【4】明るい、色が好き、きれい、平和な日常の風景、自然の不思議、素晴らしい
【2】大きい、暗い	【1】散ると切ない、冬の訪れ	【2】寂しい
(花が咲いている)	【4】安らぎ、音が鳴るのがいい、きれい、赤も形も好き、オレンジ、秋、紅葉 (紅葉、落ち着いた色、ぬけて行きたい、陰陽が好き、真っ赤もいい、きれい、色が好き)	【4】海が好き、エネルギーを得る感じ、安らぎ、オレンジレンジの歌が好きだから、落ち着く、ロマンチック、始まる感じ (世界を照らす、きれい、行きたい、懐かしい)
(ニュートラル、普通、絵にしにくい)		
(水が流れていない) 【2】家がなく寂しい	(ごちゃごちゃ)	【2】寂しい、真っ赤すぎる
【2】静けさ、川より池が好き		
(モネの庭、スイレンは好き)	(紅葉してきれい、落ち葉がいい)	(きれい)
(特に興味ない)	(冬に向かう、春も好き)	
(池が好きでない)		(夕日も朝日も感動はない、朝日の方がいい)

段（否定的なコメント）、【一番嫌い：人数】選択理由

表2-8　12枚の写真の選択理由とコメント

	① 草原	② 芝生	③ 棚田
がん	【7】広々、青い空と雲、力強い(一本の)木、天気の日は元気、落ち着く、安らぐ、自然、解き放つ、原体験に近い、青空	【4】イギリスに似ている、イングリッシュガーデン、ガーデンと花の融合、懐かしい、花を育てていた、色がいい、広々	【1】懐かしい
	【1】変化がない	【2】普通すぎる、平凡、人工的	【4】懐かしくて嫌、霞んだ、ぼやけた、はっきりしない
抑うつ神経症	【6】緑、自然の香り、広々、気分爽快、開放的、すがすがしい、懐かしい、明るい、木がいい (開放的、青空)	【2】緑、花、道がつながっている、小さいかわいい花が咲いている	(寒々とした感じはしない、田舎の風景)
		(普通)	(好きでも嫌いでもない)
	(明るすぎ)	【3】人工的、寒々、寂しい、外国っぽい	(寒い) 【1】昔っぽい
脳梗塞	【2】青空、広々		
			(見慣れている)
	【1】寂しい		【1】珍しくない
リウマチ	【2】緑、明るい、雲、心が広々する(きれいないいところと思う)	【2】歩きたい、風景画が好き、清楚で両側に緑がたくさんある	(なじみがある、懐かしい)
	(寂しい)	【1】暗い感じ	【1】見慣れている

	⑦ 霧	⑧ 雪	⑨ 森の道
がん			【2】森林浴、深呼吸できる、歩き続けられる、自然の森
	【8】暗すぎる、暗い、殺風景、怖さがある、緑が無い、切ない、わびしい、暗くなる	【4】暗い、暗く冷たい、池、雪は冷たいイメージ、寒々しい	【3】陰気、奥深い、暗い
抑うつ神経症	(包み込む感じ、木の香り、朝の匂い、寒々しくない)	【2】珍しい、きれい (雪、懐かしい、きれい、寒々しくない、風景としては好き)	【3】山道を歩く、先の明るさ、一人では恐いが人と出会うとほっとする、連れ(家族)がほしい、懐かしい、落ち着く (自然、安らぎ、光と影のコントラスト、木漏れ日、友人と一緒なら、続くイメージ、緑、少し寂しい、歩いてみたい)
	(人みたい)	(なんとも思わない)	(寂しそうだが一人の散歩ならいい)
	(無機質、変化がない、寒そう、人工的、落ち着かない、殺風景) 【4】寂しい、陰気、寒々、心が閉ざされる、迷路のよう	(寒い、水が嫌、全部雪がいい) 【2】寒い	(暗い部分が気になる、つまらない、地味、暗い) 【2】色が少ない、嫌いな虫がいそう、どちらへ行っていいかわからない
脳梗塞			
		(懐かしい)	
	(おもしろくない)		(寂しい)
リウマチ	(見ていて飽きない)		【1】懐かしい、落ち着く (少し寂しい、歩いてみたい)
		(きれいだけど寒い)	(寂しそうだが一人でゆっくり散歩)
	(人工的、殺風景) 【3】寂しい、陰気、寒々、心が閉ざされる、モヤが迷路のよう	(寒そう) 【1】理由なし	

注：枠内、上段【一番好き：人数】選択理由（肯定的なコメント）、中段（ニュートラルなコメント）、下

ちんとしすぎている、墓場のようだといった否定的なイメージがあった。《棚田》では、はっきりしない、珍しくないと言った理由のほかに、懐かしいや、昔っぽいという感想もあり、《雪》は、暗い、寒い、寂しい、冷たいということがあげられた。

次に、疾患別の傾向を全体と比較するために、それぞれの写真が選ばれた数を、それぞれの回答数で割り、割合を出した（図2－9）。回答数の比較的多かった、がん患者と神経症の患者を全体と比較した（回答者数の少なかったリウマチと脳梗塞後のリハビリ患者は比較の対象としなかった）。

比較してみると、がん患者では《日本庭園》が、《草原》と同率一位となり、《サクラ》が「好き」と「嫌い」に分かれた。《霧》や《バラ園》では、「嫌い」が多い。神経症者では、《森の道》の「嫌い」の割合が高く、その一方で、赤系の色の《紅葉》と《夕日》では、「好き」の割合が高い。

次に、選択理由をみた。表2－8は、一二枚の写真の選択理由やコメントのキーワードを、一番好きな理由、好きな理由、肯定的なコメント、中立的なコメント、否定的なコメント、一

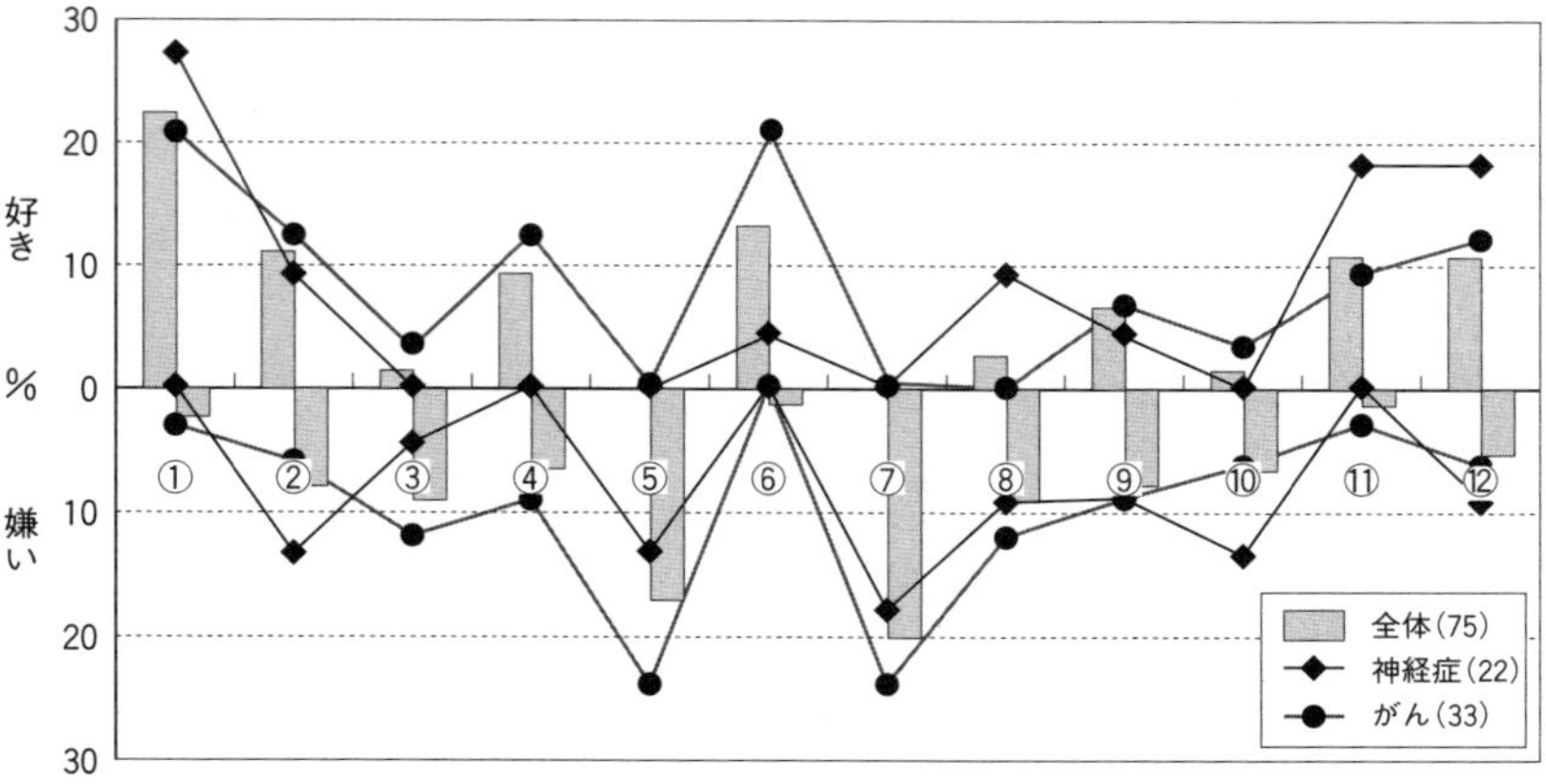

図2－9　疾患別「一番好き」「一番嫌い」の割合（%）

注）①草原、②芝生、③棚田、④サクラ、⑤バラ園、⑥日本庭園、⑦霧、⑧雪、⑨森の道、⑩池、⑪紅葉、⑫夕日

番嫌いな理由の六つに分類し、グループごとにまとめたものである。

安らぐ風景のキーワード

まず、「一番好き」の上位三位までのキーワードをくらべてみた。

《草原》では、空間の広がりに中心となる木、さらに上方向へ広がる青空があり、開放感のある安全な場所をイメージさせ、それが否定的なコメントになると「明るすぎる」と「寂しい」ということになった。《日本庭園》では、石、水、緑（草花）といった自然要素のある空間の中に落ち着きが感じられるが、その一方で、寄り付きがたいという否定的なコメントもあった。《芝生》では、整備された奥行きのある緑の空間に安らぎの風景を感じさせているが、その空間が、人工的、寂しさや寒々しさを感じるという否定的なコメントにもつながっている。《夕日》では、自然の再生エネルギーと明るい色の中に穏やかさを感じさせているが、同じものが、寂しい、赤すぎるといった否定的なコメントともなっている。

嫌いな風景のキーワード

次に、「一番嫌い」の上位三位までのキーワードを見ると、一番人気のなかった《霧》では、寂しい、暗い、殺風景、怖い、人工的、落ち着かないなど居心地の悪さを示すようなキーワードが並ぶが、包み込む感じや木や朝の香りなど、神経症の患者にわずかではあるが、肯定的なコメントもある。《バラ園》では、その整然とつくられたところから、人工的、整然としすぎる、広すぎる、墓のようといった理由で、「一番嫌い」と言われているが、ガーデニングを間近に見ている人は、手入れのされた庭としてのよさを認めているようなコメントもある。《雪》は、寒い、冷たい、暗い、寂しいという意見が多かったが、その一方で、珍しい、きれいという理由で「一番好き」に選んだ人（神経症）もいた。《棚田》は、好きな理由にも嫌いな理由にも「懐かしい」や「なじみがある」と同じ言葉の中で、その時の心境が色濃く出ていることを感じさせる。

同じ風景にみる両極の評価

好きと嫌いに意見が分かれた神経症の患者の《サクラ》では、華やかさが嫌いの理由となり、潔さが好きの理由になっている。同様に、意見が分かれている《森の道》では、続いていくイメージが肯定的なコメントとなっている一方、木陰の暗さが否定的（神経症）なコメントに表れている。《池》は、肯定的にも否定的にも、静けさと流れていない水について述べられており、こういった風景は、見るものの心境によって、感じかたが大きく変わる風景の典型といえよう。

（3） 死に対峙する人々への聞き取り調査——2

最後に、最も死に近い人たちの癒しの風景を探るために、軽い認知症のある後期高齢者とグリーフケア対象者の両グループ各三〇人に対して、一二枚の風景写真を使った聞き取り調査をおこなった。

なお、この聞き取り調査では、アンケート調査においてポピュラー反応（P反応）と判断された《草原》と、聞き取り1で、表出した、答えにくい風景を、後期高齢者でも回答しやすくするために、《サクラ》《紅葉》《芝生》をはずし、陰影の明確な《苔の寺》、草花の色が鮮明な《花壇》、流水風景の《ブナ林》、抽象的空間として《噴水》に差し替えた（表2 - 9の写真参照）。

それぞれの風景写真の説明は、次のとおりである。

① 広い芝生の道です。道の両側には花壇があります。これはイギリスの景色です。
② モミジと柔らかな苔のある風景です。モミジの新緑を通して光がこぼれています。
③ 段々畑です。稲の刈り取りが終わったところです。
④ 杉木立の中に、朝霧が立ちこめている景色です。
⑤ 流れ、石、ツツジ、マツなどがある日本庭園です。
⑥ 雪景色です。池の上にも雪が積もっていく風景です。

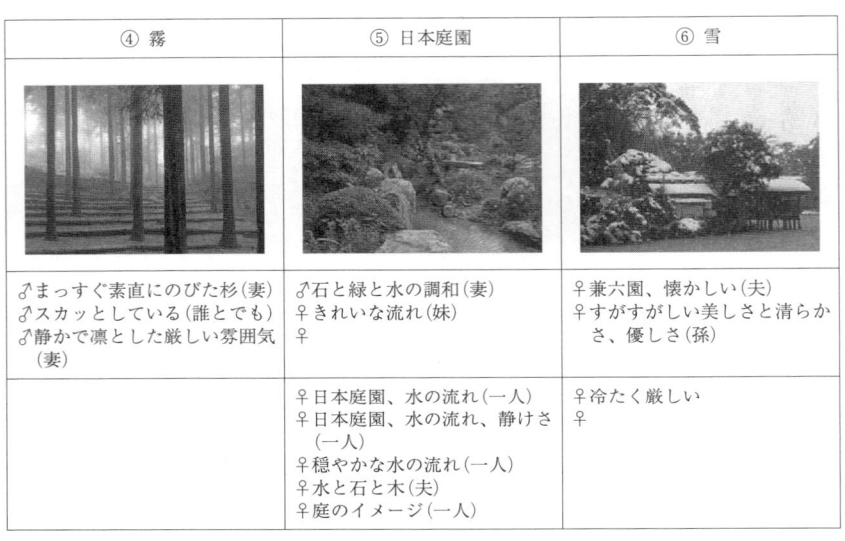

④ 霧	⑤ 日本庭園	⑥ 雪

♂まっすぐ素直にのびた杉(妻) ♂スカッとしている(誰とでも) ♂静かで凛とした厳しい雰囲気(妻)	♂石と緑と水の調和(妻) ♀きれいな流れ(妹) ♀	♀兼六園、懐かしい(夫) ♀すがすがしい美しさと清らかさ、優しさ(孫)
	♀日本庭園、水の流れ(一人) ♀日本庭園、水の流れ、静けさ(一人) ♀穏やかな水の流れ(一人) ♀水と石と木(夫) ♀庭のイメージ(一人)	♀冷たく厳しい ♀

⑩ 池	⑪ 花壇	⑫ 夕日
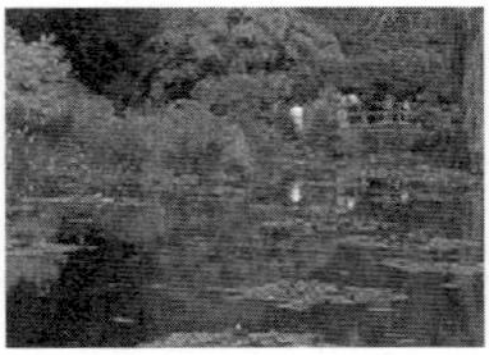	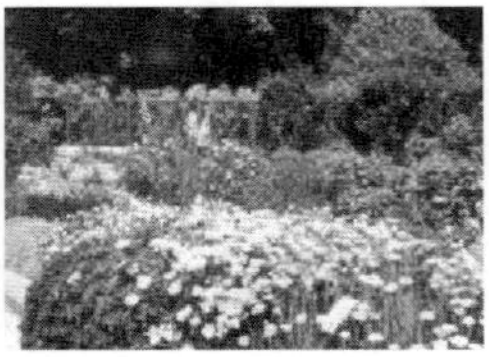	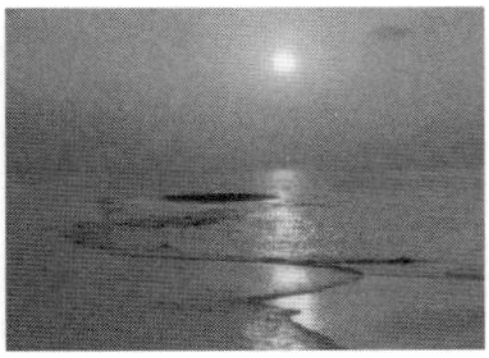
♂睡蓮があるから(姉) ♀水があるから(夫)	♀花(母) ♀花いっぱいが気持ちよい(家族) ♀ピンクなどの色の花(娘) ♀花(子供) ♀	♂海(一人) ♀明るい、水に映る夕日(夫) ♀
♂静か、水と花は落ち着く(一人)	♀美しい、和らぐ、希望がわく(一人) ♀花、光があって静か(夫)	♂海(妻) ♂大自然、落ち着く(一人) ♀海、無制限、自由(一人) ♀光(子供) ♀太陽と海、母なる海(一人)

表2-9　聞き取り調査2で使用した写真と選択理由

	① 芝生	② 苔の寺	③ 棚田
風景写真	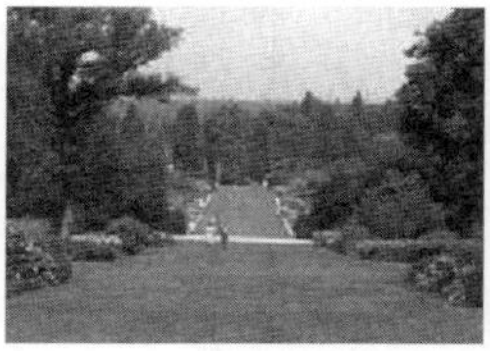	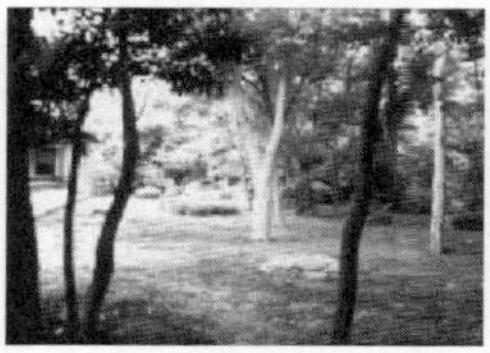	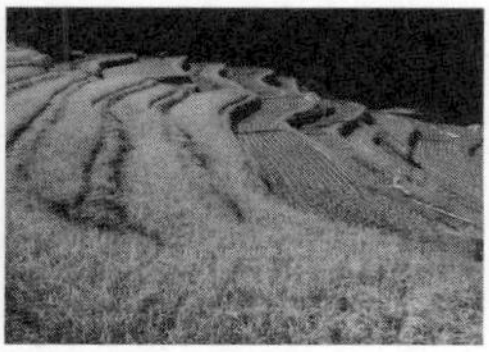
高齢者	♀動きやすい(母) ♀広々(一人) ♀広い、緑が多い(夫)	♀モミジ(一人) ♀(気楽な人) ♀静か(夫) ♀木、優しい、和む(夫)	♀子どもの頃を思い出す(一人) ♀
グリーフ	♀自然、広い(一人) ♀緑、希望(一人) ♀緑、光と空(姉) ♀開けている、緑、空(一人) ♀開放、人がいる風景は癒される(夫)	♂母を思い出す(一人)	♂母を思い出す(一人) ♀ふるさとの風景、祖母を思い出す(家族)

	⑦ 噴水	⑧ 森の道	⑨ ブナ林
風景写真	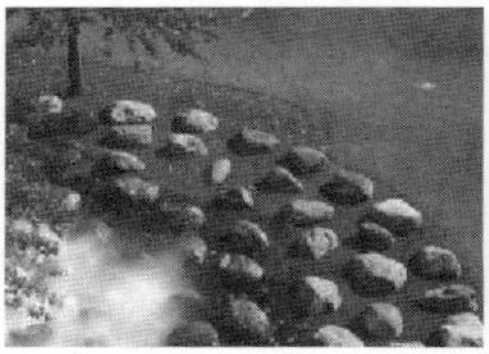	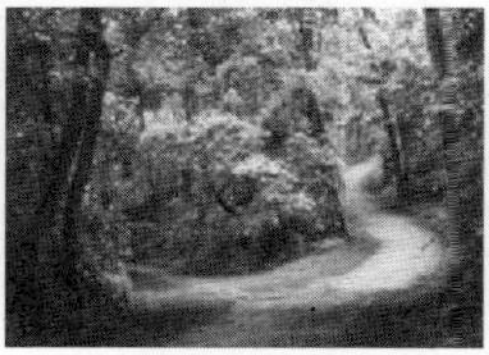	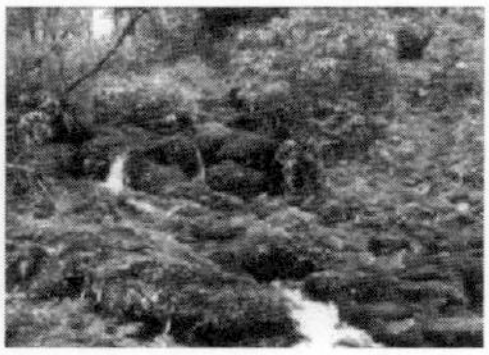
高齢者			♂水とせせらぎと緑(子ども) ♀きれいな水、落ち着く木(一人) ♀水音が聞こえそう(一人)
グリーフ		♀歩きたい(犬) ♀落ち着く、懐かしい(一人) ♀暗いが少し明るい(一人) ♀ひとりになれる(一人) ♀亡くした人や希望に会えそう(一人) ♀先を感じる、無限(一人)	♀自然、歩きたくなる(夫)

注：♂、♀は、男性、女性を示す。カッコ(　)内は、誰とその風景を眺めたいかを示す。

⑦中央に霧が出る噴水があります。その周辺に石が並んでいます。
⑧森に続いていく小道です。
⑨ブナ林です。ブナ林の下には勢いよくきれいな小川が流れています。
⑩スイレンの花が咲いている池です。向こう側には小さな橋があります。
⑪桃色を中心とした花がたくさん咲いている花壇です。
⑫水平線に夕日が沈む風景です。

説明を終えた後、机の上に一二枚の風景写真をならべ、もっとも安らぐ（好きな）風景を選択してもらったが、同時に「誰と行きたいか（眺めたいか）」もたずねた。

後期高齢者の回答時間は、短い者で三〇分であり平均五〇分が必要であった。全ての回答者は、風景を選択するだけではなく、一二枚の風景に対する印象を語る結果となった。当初は「嫌いな風景」についてもたずねる予定であったが、最初の数人に嫌いな風景をたずねたとたん、黙り込んでしまったり、急に暗い顔になったりしたため、侵襲が有ると判断し、「嫌いな風景」をたずねることを中止した。

安らぐ（好きな）風景（高齢者）

一番好きな風景の選択理由の結果は表2‐9のとおりである。高齢者グループの回答者に人気があった風景は、《花壇》、《苔の寺》で、水のある風景も人気が高かった。

また、男性には《霧》も人気があった。理由としては、《花壇》は、花の存在感や色があげられ、《苔の寺》では、静けさや和やかさがあげられている。水のある風景では、水に関する理由（流れやせせらぎなど）をあげた人が多く、男性のみに人気のあった《霧》では、凛とした雰囲気が好まれている。

安らぐ（好きな）風景（グリーフケア）

グリーフケアグループには、《森の道》《芝生》《日本庭園》が人気があった。《森の道》では、一人で過ごせる空間であることをあげていると共に、希望や明るさもあげられている。《芝生》では、緑と開放感や明るさがあげられ、《日本庭園》では、水の流れや庭の構成が理由としてあげられている。

思い出の場所として選ばれた風景としては、《棚田》があり、その他の風景で、「懐かしい」というコメントがあるものは、行ったことがある場所の風景やそれに似たものを選んでいるケースが多い。

6 「生きられる癒しの風景」調査のまとめ

以上の三件の「生きられる癒しの風景」の調査をまとめると、死に対峙する人の癒しの風景の特徴が見えてくる。

生きられる癒しの風景は、その人がいまある心的環境によって大きく変化することは明白である。

ボルノーは、『気分の本質』（一九七三）の中で、次のように述べている。

> 不幸な人、あるいは困難や心配におびやかされているひとにとって、ある美しい場所やすばらしく崇高な眺めが、その回復と治療になるというのは、誤りか、ウソである。それは端的に言って、真実ではない。反対に悲しみに満ちた人、苦悩を背負った人にとって、大地のあらゆる甘い色調の中で、太陽のように明るく輝く山頂からの広大な展望ほど、困ったものはない。それは酷い、まったく恐ろしいことではあるが、その通りである。嵐や雨ならば、悪い気分の中で甘受できるが、しかし自然の美は、嘲笑として、また侮蔑として受け取られる。自己の憂いが、自然の美に対して、人間を閉ざすのである。

すなわち、美しい風景であることが、生きられる癒しの風景の条件ではない。主体の気分によって、生きられる癒しの風景は変化するのである。本章で論じた三つの検証の結果から、生きられる癒しの風景の視点をまとめてみたい。

喪った者によって風景は違う

アンケート調査から、喪った対象者によって求められる癒しの風景は異なった。配偶者の死（二人称の死）は、社会的ストレサーの第一位であるが、妻あるいは夫を

O・ボルノー『気分の本質』藤縄千艸訳、筑摩書房、一九七三年。

喪った者と、パリアティブケア対象者（死の当事者、一人称の死）は、同質の悲嘆を受けていると判断される。彼らにとっての癒しの風景は、《紅葉》や《サクラ》であった。一方、担当医などの医療関係者にとっての患者の死と、兄弟姉妹の死はいずれも第三者的な見方が可能であり（三人称の死）、生と死を象徴的にイメージする《夕日》が選ばれている。以上のことから、死との距離によって、求められる癒しの風景が異なることが示唆される。

悲嘆からの時間

距離と同様に「悲嘆からの時間によって、癒しの風景も変化することが、アンケート結果から、推察される。悲嘆から一年以内の場合は、保護や時間の要素の強い《紅葉》を選択した。これは悲しみとの「同質化」とも判断される。悲嘆から一年以上経つと、生きるための風景である、明るい《草原》が選択されるようになる。すなわち悲しみと決別し、新たに生きる「異質化」の現象といえる。これらの結果は、「グリーフケアは一年以内が最も必要且つ重要な時期である」（デーケン・曽野、一九九五）と述べられることと同様の結果を表している。またキューブラ・ロス（一九九八）やデーケン（一九九六）のいう、「死の否認時期から受容期への移行」が、この同質化から異質化への変化と同じと考えられる。

前掲書『生と死を考える』。

前掲書『死ぬ瞬間』。

前掲書『死とどう向きあうか』。

死との距離と時間が、癒しの風景を決める

「一人称の死」、「二人称の死」、「三人称の死」（ジャンケレヴィッチ、一九七八）は、一人称から三人称に向かうにつれて死との距離は遠くなる。この人称ごとに、求められる癒しの風景は異なったことから、死との距離が癒しの風景を決める一つの要因になることがわかる。

また癒しの風景は「回答者と死との距離」のみならず、「悲嘆からの時間」によっても変化することが、考えられる。回答者は、孤独や悲嘆から脱却するために、しばし同質化の風景の中に身を沈め、自然の風景から癒しを受け、再び生きるための希望を持つという無意識の欲求を、癒しの風景に託しているといえよう（図2-10）。

風景への異質化と同質化

聞き取り調査から、グリーフケアグループは、悲しみに同化したい理由から、癒しの風景を選ぶ者と、悲しみと決別し新たな生に向かって歩き出そうとする異質化傾向の二つのパターンが確認できた。また、同じ風景であっても、眺める者の気持ちによって異質化と同質化の両極の癒しをあたえる風景もあった。

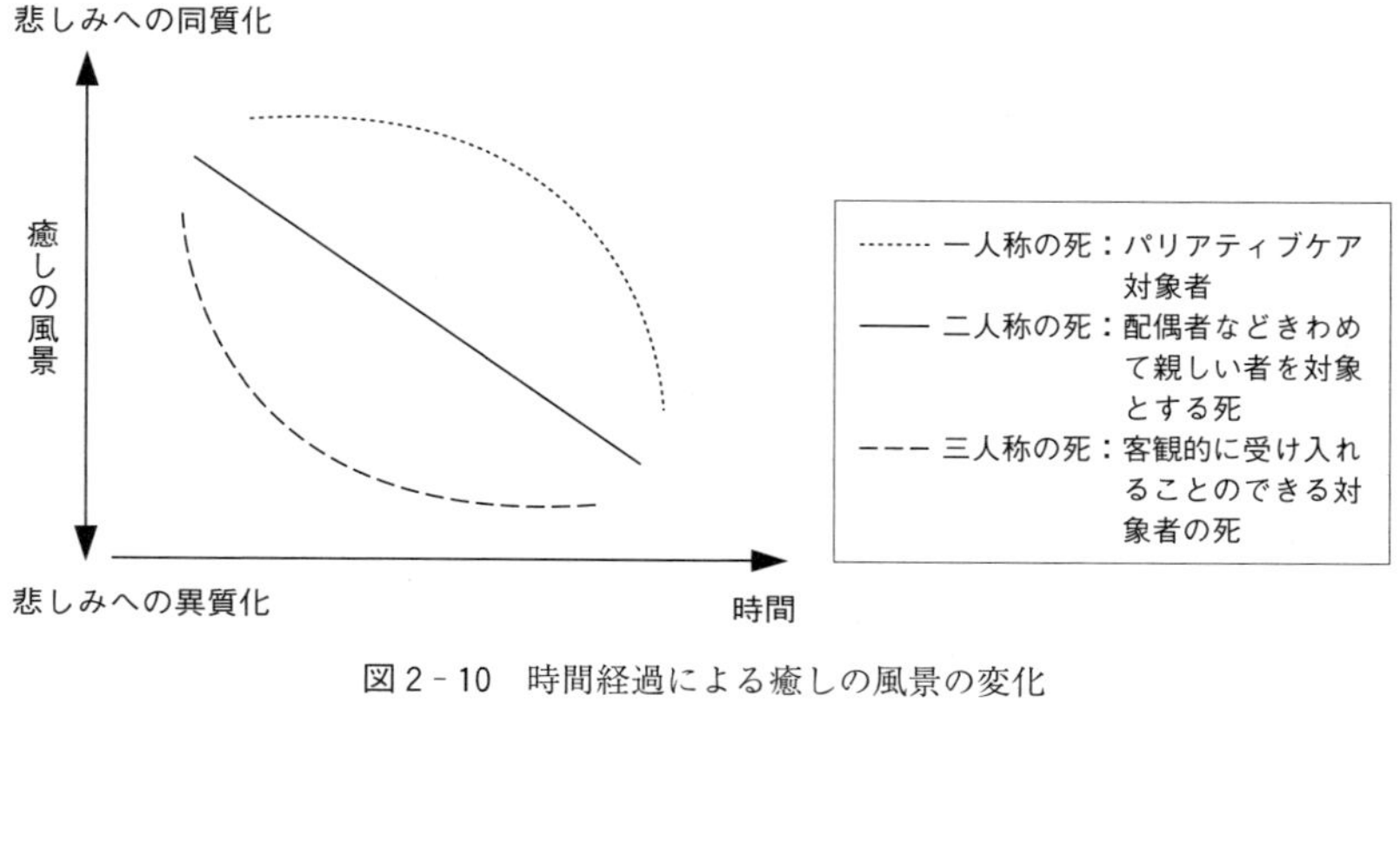

前掲書『死』。

図2-10　時間経過による癒しの風景の変化

回答者は、いずれも風景の中に自己投影しているといえる。人は自己投影できる風景を求め、自分の精神状態に応じて風景を選択して行くことがわかる。グリーフケアグループは、はじめは風景に対し悲嘆を投影していく同質化の過程があり、その後に離別体験から自己回復へと歩む再生への異質化過程がみられる。同質化願望が異質化願望に変化し、癒しの風景の中に生きる力や再生の夢をみいだしていくことが、聞き取り調査の中から判断できた。悲嘆からの立ち直りの最終段階である「あきらめ」、「新しい希望」、「立ち直り」（デーケン、一九九六）のうち、いずれの精神状態に回答者が位置するかが、風景の選択過程の中から判断することができるといえる。

癒しの風景に必要な風景形成要因は、「保護」、「律動」、「時間」、「象徴」

アンケート調査でのポピュラー反応として除いた《草原》はユングの述べる普遍的無意識の根元であり、人類共通の癒しの「元型風景」と位置づけられる。

これは勝原（一九八六）の述べた、無意識世界の最も深いところに存在する「人類的原風景」とも同質のものと考えられる。すなわち《草原》は、アプルトンのいう「水」、「見通し」、「棲みか」の要素が含まれた人間が生きられる条件を備えたオアシス風景であるといえる。癒しの風景は、元型風景を基本としながらも、それぞれの風景の選択理由を探ると、「保護」、「律動」、「時間」、「象徴」の要因をもって選択していることがわかる。これは、聞き取り調査のキーワードからも読み取ることができた。

和辻（一九九八）は、空間的要因や気候的要因は、「風土」として包括することが

前掲書『死とどう向きあうか』。

前掲書『村の美学』。

前掲書『風土』。

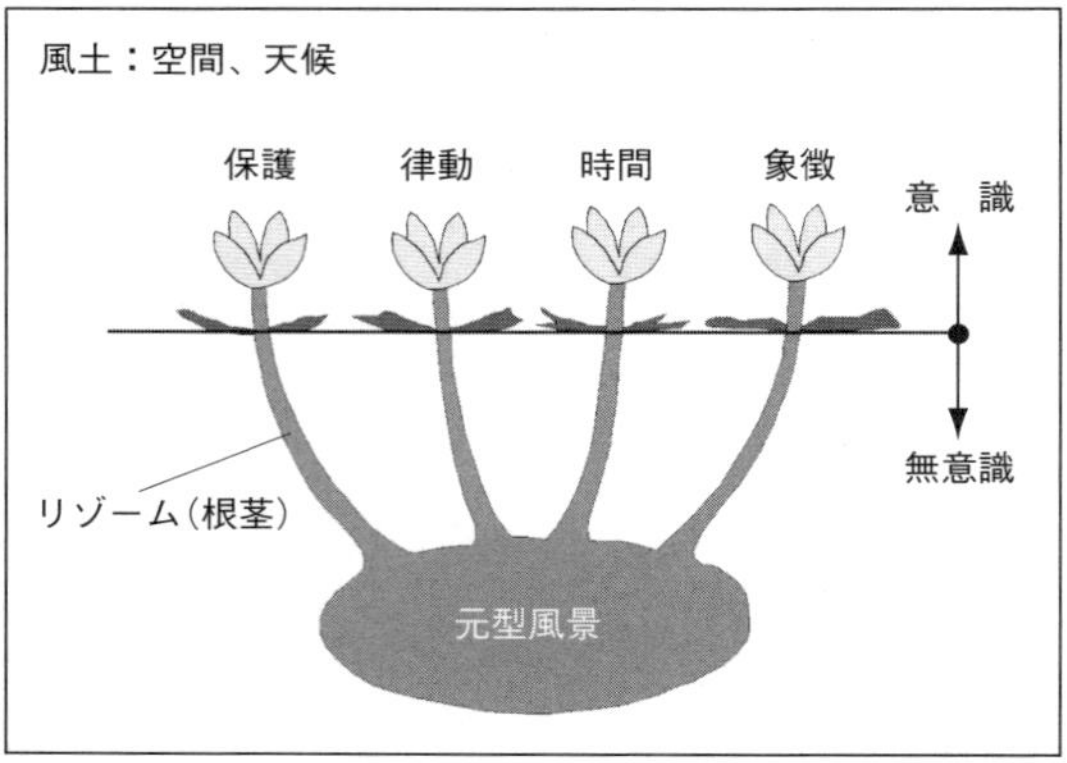

図2－11　癒しの風景の形成要因

できると述べる。すなわち、癒しの風景は、その地その地の風土を基盤としながら、人類共通の元型風景からリゾーム化という形で、「守られるという保護」、「リズムという律動」、「永遠や循環という時間」、「生と死、いのちの象徴」の要因が必要である。リゾームとは根茎である（ドゥルーズ／ガタリ、一九九四）。癒しの風景は、眺める対象者が、その時々に必要とする癒しの要因を風景から受容するのであり、各要因は主、従というヒエラルキーではなく、相互に深く横の関係で結びつくという意味において、リゾーム化していなければならない（図2－11）。

G・ドゥルーズ／F・ガタリ『千のプラトー――資本主義と分裂症』宇野邦一・豊崎光一訳、河出書房新社、一九九四年。

人と人との間合

高齢者グループからの聞き取り調査によってあきらかとなったものは、孤独からの回避傾向である。高齢者は、一般に暗く落ち着いた風景を求めると考えられているが、「癒しの風景」調査においては、明るく、光のある、人の介在が感じられるような、手入れされた風景（《花壇》など）を癒しの風景として選ぶ傾向が高いことがわかる。

ヒトはヒトとともに生きる種族である。小児科医、細谷亮太は講演で、乳児は、母乳を一気に飲むのではなく、一定のリズムで飲むと述べた。「吸う（二五秒）と休む（一四秒）」この時間単位でくりかえされる。「吸う・休む」という飲み方は、ヒトにしか見られない特性であるらしい。吸うのを止めたわが子に、母親は、三秒ぐらいして、注意喚起のために、頬をつついたり、ゆすったりする（八秒）。それに乳幼児が反応して、再び母乳を吸い始めるのに三秒。（三秒・八秒・三秒）。この母親と乳幼児の三九秒間の関係は、人間が、人と人との関係、すなわち間合いの中で生きてゆくことが、生得的であることを象徴している。

他者の支援

アンケート調査で、「誰とこの風景を見たいか」という設問の回答は、配偶者、友人、一人という順の回答である。配偶者は互いの存在によって癒し癒されることが多いため、癒しを分かつもっとも適切な存在である。配偶者に次いで選ばれた「友人」は、感情移入しすぎる家族から癒されるのではなく、客観的な視点を持つ友人などの第三者に、寄り添ってもらいたいという感情の表われと考えられる。

悲嘆の只中にある人間は、一人でいたい、あるいは、傍にいる人は第三者の方が良いという結果となった。これは「関与しながら観察する」臨床心理における視点（フロム‐ライヒマン、一九九四）と類似している。すなわち悲嘆への癒しは、セラピストのような第三者の客観的介入によって、悲嘆軽減への促進が可能であることを示唆

F・フロム‐ライヒマン『積極的心理療法——その理論と技法』阪本健二訳、誠信書房、一九九四年。

している。

聞き取り調査では、「誰と行きたい（眺めたい）か」という問いに対しては、高齢者グループは、配偶者や家族をあげた人が多く、グリーフケア対象者のグループでは、一人でと答えた人が圧倒的に多かった。グリーフケア対象者は、悲しみの同質化「癒しのプロセス」の中にいることが考察される。高齢者は、「死への癒し」よりむしろ「孤独感の軽減」であることがわかる。

「風景選択調査」そのものからの癒し

海外から返送されてきたアンケート用紙の端に、「きれいな風景だった」とか「楽しかった」という文字が、記載されているものが三〇数枚あった。

聞き取り調査では、一二枚の風景に対する印象が、三〇分〜五〇分もの間、語り続けられた。風景を介在させることによって、回答者は侵襲の少ない状態で、思いを語れたものと考える。聞き取り調査終了後、全ての回答者から「楽しかった」、「懐かしかった」、「おもしろかった」という肯定的な感想が聞かれた。神経症患者も例外ではなかった。これらのことから、癒しの風景を選択するという「風景選択」そのものが、悲しみや苦しみの中にある対象者への、新しい関与の方法としての可能性を含むと考えるものである（高江洲、一九九七）。

高江洲義英『園芸療法覚え書き』七七舎、一九九七年。

Ⅲ　園芸療法とミリューセラピー

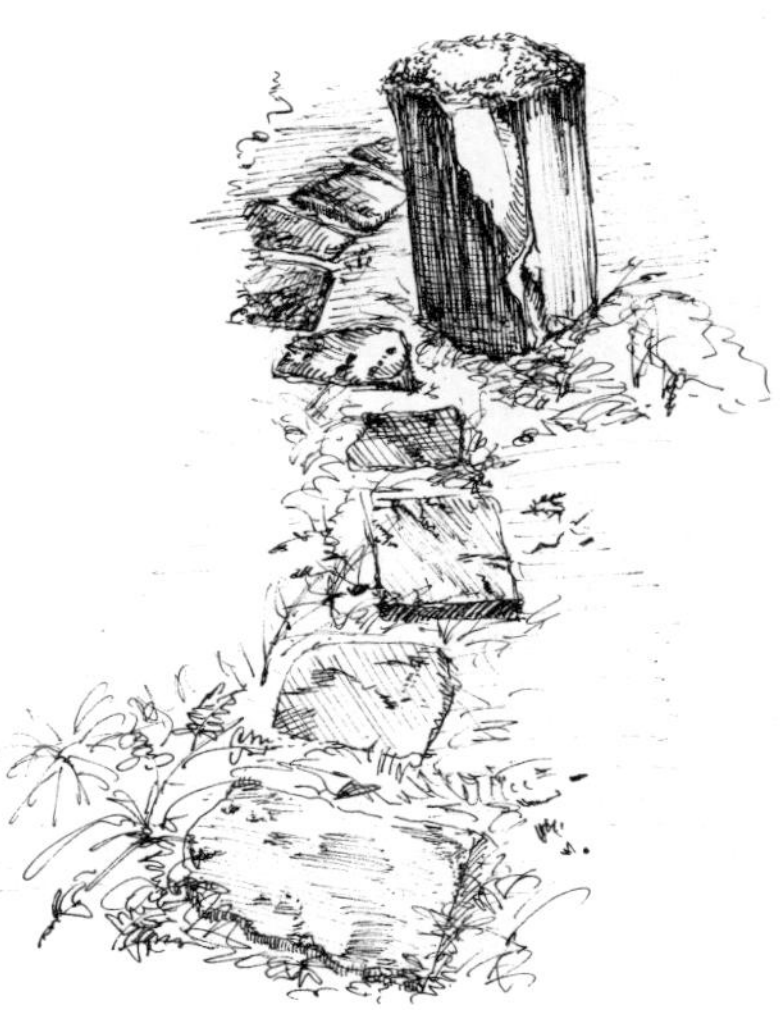

1 園芸療法

本著の副題は、「園芸療法からミリューセラピーへ」としている。

園芸療法は、ここ数年で一般雑誌や、現代用語辞典にも掲載されるようになり、耳慣れた言葉になってきた。一方、ミリューに関しては、第Ⅰ章にも記載した通り、馴染みが薄い。

この章では、園芸療法、ミリューセラピーのそれぞれを説明し、なぜ「園芸療法からミリューセラピーへ」なのかについて、考えてゆきたい。

園芸療法は、古くは、一五世紀より園芸を患者の治療に活用する方法として始まっていた。園芸療法とは、心や身体に病や障害を持った人たちを、植物を介在させて、より良い方向へ導くことを目的とした療法である。

作物や草花の栽培活動は、主に精神病院における患者の野外作業という位置づけで行われてきた。

一八世紀にはヨーロッパやアメリカの医師によりその治療効果が認められていたが、労働としての園芸作業にとどまっていて、療法プログラムとして病院や健康施設で取り入れられるようになったのは、二〇世紀になってからであった（Simon & Strause, 1999）。

順を追って、園芸療法の治療構造、日本の現状、諸外国の現状などを記述したい。

S.P. Simon & M.C. Strause, eds., *Horticulture as Therapy: Principles and Practice.* The Food Production Press, 1999.

（1）園芸療法の治療構造

花や緑は人々の心を和ませ、安らぎや快感、活力、生気を与え、人と人とを近づけ、交流の場を作り出す。植物の世話をすることは、高齢者にとっては、リハビリテーションや症状の改善、適度の運動となり、障害を持つ人には機能回復や勤労意欲を向上させ、自立や社会参加の糸口となることがある。一方、被災者や悲嘆者が植物を世話することで、癒され回復し、生きる力が与えられる。また、子どもたちの責任感や達成感が養われることがある。さらに園芸活動はコミュニティの交流を図り、人々の心身の健康維持・増進に効果があるといわれている。

このように園芸活動の効果を積極的に活用する園芸療法には、以下のような効果が考えられる。

- 精神的安定（不安の軽減、気力の回復、観察力・判断力・計画性の向上など）
- 社会的成長（社交性の向上、生きがいの発見、コミュニケーション力の向上など）
- 感情的安定（満足感・達成感・責任感を持つ、想像力を満足させるなど）
- 身体的発達（機能回復、運動能力の維持増進、

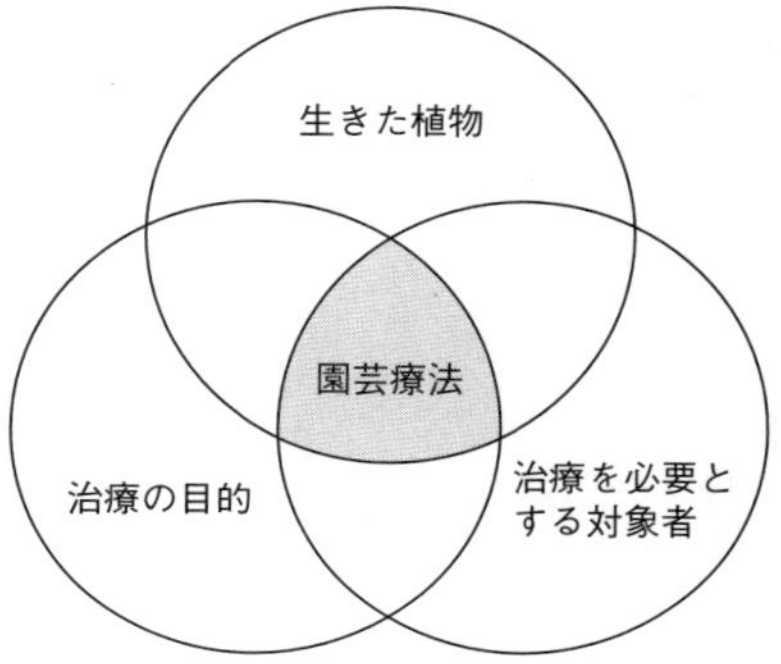

図3－1　園芸療法の概念

感覚を刺激するなど）

園芸療法は、「治療を必要とする対象者」・「治療の目的」・「生きた植物」によって構成される療法である。それは、「命ある植物」と時間をともにすることで、植物の変化、すなわち命を実感することからはじまり、植物の命の時間が、対象者の生活に非指示的に関わることで、治療を行うものである。そのためには、対象となる「人」を、能力、障害、好みなどを含めた総合的な見地から理解し、「治療の目的」を定め、個人個人に合った緻密なプログラムを作成して実践する必要がある。

（2） 日本の現状と経緯

園芸療法という言葉が、日本において正式に紹介されたのは、一九九〇年である。この言葉は、治療現場ではなく園芸関係である生産者・小売業、あるいは造園関係者などから、注目をあびることとなった。

それまで日本では、園芸療法という言葉こそ用いなかったが、戦前から精神病院での農業・園芸活動が作業として取り入れられ、閉塞状況であった患者の治療状況が開放に導かれたことが記述されている。その後、精神病院をはじめ、結核療養所や福祉施設で農業・園芸活動が取り入れられてきたが、多くの場合は作業療法の一つとして大きな評価を得られずに続けられてきた。このころアメリカでおこなわれていた園芸によるリハビリテーションが、一九八二年に「園芸療法」と翻訳されて園芸関係の雑誌に紹介され、一部の人に知られるようになった（松尾、二〇〇〇）。

一九九〇年代には、先の記述のように、万人に親しみやすい花や緑を介在させる療法として、明確な治療的位置づけのないままに、多くの人々の注目と関心を集めた。このような急速な広がりの中、介護老人保健施設、身体障害者・知的障害者授産施設、精神科病院、緩和ケア病棟などで園芸療法の取り組みが、実践されていった。またこれに伴い、園芸療法士やボランティアの養成も園芸関連機関でおこなわれるようになった。このような混乱を是正するために、先の治療構造が概念として位置付けられた。この定義は、人間・植物関係学会（本書Ⅰ章4・（6）参照）を中心に確立され、日本の中で質の高い園芸療法士を育て、活躍するための資格制度等のシステム作りが同学会内で進められている。また二〇〇八年には、人間・植物関係学会から独立し、日本園芸療法学会が設立された。

教育機関では、兵庫県立大学・自然環境科学研究所である淡路景観園芸学校で二〇〇二年から、東京農業大学では二〇〇六年から、また千葉大学でも本格的な園芸療法の教育が始まっている。

松尾英輔『園芸療法を探る——癒しと人間らしさを求めて』グリーン情報、二〇〇〇年。

兵庫県立淡路景観園芸学校編『園芸療法国際サミット　報告書』二〇〇四年。

（3）　各国の状況（二〇〇四）

◎アメリカ

園芸療法が本格的に始まったのは、第二次世界大戦後、戦争で心身が傷ついた帰還兵へのリハビリテーションが構築されるにつれて、作業療法の一つであった園芸が治療効果の高い活動であることが認められ、新しい療法として、病院や植物園を中心に広がりを持つようになった。一九七〇年代の初めには、アメリカ園芸療法協会（American Horticultural Therapy Association, Inc. 略称ＡＨＴＡ）の前身である組織が設立され、アメリカにおける園芸療法を牽引していくことになる。また同時期にカンザス州立大学において園芸療法課程のカリキュラムが州政府によって承認され、ＡＨＴＡと共同で園芸療法のコアカリキュラムが構成され、確立された。アメリカにおける園芸療法を牽引し、国内唯一の園芸療法を促進する機関であるＡＨＴＡは、一九八七年に現在の名称に変更され、園芸療法士の資格認定、各地でのワークショップの支援、学会の開催、出版活動、大学における園芸療法教育プログラムの開発の支援などの活動を展開している。アメリカにおける園芸療法は、臨床的に目的を持った園芸活動と定義され、園芸療法士は老人ホーム、病院、公立のガーデンや公園、または学術研究的なところで働き、個人のニーズに対応したプログラムを提供している。また、コアカリキュラムの確立により、学士・修士を取得できる大学は三校、園芸療法の講座を持つ大学が一六校、専門学校が四校ある。

◎イギリス

国民に園芸が定着しているイギリスで、園芸療法の取り組みが始まったのは比較的遅く、一九七八年に園芸療法をおこなう人をサポートするイギリス園芸療法協会が設立されてからである。イギリスの園芸療法は、学術的というよりは習慣的に広まっており、「高齢になっても、障害を持っても、みんなが園芸を楽しむ権利がある」という考えから、サポートグループやボランティア制度が整い、高齢者や障害者が利用しやすいガーデンも多い。イギリス園芸療法協会は、現在トライブ（Thive）という名称で、スタッフとボランティアが、あらゆる障害や恵まれない人たちのグループを対象に、毎週多様な園芸療法プログラムを提供しているほか、園芸療法士の養成コースの開催や情報サービスなど、多くのプロジェクトを展開している。

▨オーストラリア

オーストラリアでは、一九八〇年代に五つの園芸療法に関する団体が設立され、現在は、ビクトリア州園芸療法協会とニュー・サウス・ウェールズ州園芸療法協会の二つの団体が活動している。各協会では、子どもたち、問題を持った若者、うつ病患者、薬物依存者、更生施設の収容者、虚弱者や高齢者、身体障害者などを対象に訪問サービスやワークショップなどの園芸療法の実践を行っている。また、協会では園芸に関する情報を、高齢者や障害を持つ人と同様に一般の人にも提供しており、ワークショップやセミナーを開催している。

▨カナダ

カナダでは、一九七〇年代に園芸療法が一般に知られるようになり、一九八七年にカナダ園芸療法協会が設立され、園芸療法士を認定している。その他協会では、会員に園芸療法に関する情報提供、支援をおこなっており、二カ月に一回の会報の発行、ホームページの管理、ワークショップ及び会議を開催している。国内における園芸療法への関心は高まっており、園芸療法は目的を持ったセラピーとして、老人ホームなどの長期療養施設、リハビリテーション施設、刑務所、慢性疾患医療施設、ホスピス、養護学校などいろいろな環境のもとで提供されている。園芸療法に関する教育の需要は増しているものの、カナダ国内には園芸療法を学べる教育機関がなく、アメリカに行って教育を受けなければならず、教育の機会を増やしていくことが課題となっている。

ドイツ

ドイツでは、精神障害の治療としての農作業が、今日でも園芸療法の重要な役割を果たしている。一八〇〇年代には、精神病院として、農業と牧畜と園芸の場を持った病院が設立されていた。今日の精神科の医師たちも、園芸活動はさまざまな作業をすることによって、患者の動機づけや、障害に対して、プラスの影響を与えるという結果を認めている。現在、園芸療法は、約二〇〇カ所のコミュニティ、約一五〇〇カ所の緑の作業所と呼ばれる保護作業所、およそ四〇〇の病院やアルコール依存症、麻薬中毒者のためのリハビリテーションセンターでおこなわれている。非営利団体のドイツ園芸療法協会は一九八九年に設立され、会員は、ドイツおよびヨーロッパから集まり、ボランティアによる活動に基づいて運営されている。協会では、園芸療法の情報をドイツ各地に送り、各地で講習会やワークショップを開催し、記録などを出版している。

◎韓　国

韓国では園芸を最良の精神・身体療法と捉えており、一九八〇年代のはじめに、アメリカでの園芸療法が紹介されて以来、大学、大学院での講義が開講された。韓国園芸治療協会（ＫＨＴＡ）と植物・人間環境に関する韓国協会（ＫＳＰＰＥの）二つの団体がある。韓国園芸治療協会は一九九七年に研究会として発足し、園芸療法士資格を付与し、ワークショップの開催やニューズレターの発行、資格の国家認定を目指した教育、出版、プログラム開発などの事業に力を注いでいる。一九九八年に韓国植物・人間環境学会が設立されて、協会と協力していくことになって以来、一九九九年に建国大学に協会公認の園芸療法士の教育コースが開設された。これを機に韓国の園芸療法は大きく発展してきた。現在は、高齢者福祉施設、学校、刑務所、精神病院、リハビリ施設や病院など二〇〇の分野で、園芸療法士が働いている。韓国園芸治療協会には二〇〇四年現在一二〇〇人を超える会員や園芸療法士がいる。

（4）これからの課題

園芸療法の牽引役を担っていたアメリカは、三〇余年の歴史の中で、園芸療法を国家資格化できなかった。ちなみに、アメリカではレクリエーションセラピストも、音楽療法士も国家資格化されている。これは園芸療法に問題があったわけではなく、単に教育システムや、医学的根拠の構築に乏しかっただけである。

今後は、日本をはじめ、園芸療法を実践している国々が、医学的根拠を集め、治療としての効果の実証と教育のシステム化が必要な時期となってきている。

2　ミリューセラピーとは何か

（1）　ミリューと環境

前段で説明した園芸療法という言葉は、ここ数年で、ずいぶん社会に浸透した。しかしミリューセラピーという言葉は、馴染みが薄い。国会図書館の論文検索（二〇〇七年一〇月）も九点しか見つからない。このミリューセラピーについて、順を追って説明してゆきたい。

ミリュー（Milieu）という言葉の持つ意味

本著は、「ミリューセラピー（Milieu Therapy）」という副題をつけている。日本では、まだなじみの薄い、ミリューという言葉は、何を意味するものだろうか。

英国オックスフォード辞典（*Oxford Dictionary*）の中には、environment, state of life, social surroundings と記述され、生きる環境としてのニアンスを表現している。

一方アメリカの辞書である *American Heritage Dictionary* には、environment, surroundings, という人が包み込まれる環境という表現を使い、さらに midst, center

R.E. Allen, ed., *The Pocket Oxford Dictionary of Current English Seventh Edition*. Clarendon Press. 1989.

P. Davies, ed., *The American Heritage Dictionary of the English Language*, Dell Publishing. 1979.

という表現で、中央という意味を述べている。また、『ステッドマン医学大事典』には、ミリューについて「① 環境　② 精神医学において精神病患者の社会的環境をいう」と記されている。

ミリューという言葉は、フランス語の Milieu から派生したものである。仏英辞典の記述を日本語に訳すと次のようになる。

① 真ん中、中間、中央
② 環境、境遇、社会
③ 〇〇の世界
④ ある現象が起こるための媒質、培地

以上からも、ミリューは、環境（Environment）とは多少、ニアンスを異にする言葉であることがわかる。

確かに空間を示す言葉であるが、環境（Environment）が、地球環境や自然環境など外部空間そのものを示すことに対し、ミリューは、人間を中心として、取り巻かれる環境という外部を示しているといえよう。とくに間、中間、中庸、という意味をもつことから、人が何かの行動を起こす中心であり、その行動を志向させる空間という意味を含んでいる。したがって、この言葉は単に環境や物理的空間ではなく、そこに存在する人間の文化や生活を基盤とする意味を包括しての環境である。いわば人間を包みこむ皮膜のような役割を示すものである。

『ステッドマン医学大事典　第5版』廣済堂、二〇〇四年。

Collins Robert French Dictionary: First Harper Collins Edition, Collins. 1993.

ミリューは風土

ミリューを、ベルク（二〇〇〇）は、環境と訳さず「風土」と訳しているが、この訳は、きわめて適切である。風土とは、その地に対する、ある人間集団の関係性である。風土は、固定された客体を呼ぶだけではない。

前掲書『風土の日本』。

人間の存在と物の存在は重なり合い、関与しあうものである。風土とはこの重なりあいの中で創出されるものである。「ある具体的なもの」でもあり、「作り出される、まだ見えない何か」でもある。

和辻（一九九八）は「風土」について、その地の、気候・気象・地味・地形・景観の総称であると位置づけた。そして「風土性」とは、その地域の住民が自分の環境の現象に目を向ける「まなざし」であるという。

前掲書『風土』。

その地に生きる人々は、風土を感じ、解釈し、その地特有の方法で、風土の中で生きるのである。

人間が自己の風土をもとにしておこなう表象は、決して純粋な客観性には到達しない。その表象はそれ自体、そこに表象される風土の一部をなしている。表象はまた、もっぱら主観的であるものでもない。その風土に固有の経験が、ある程度まで表象を実証する。

風土は通態性として、すなわち風土を構成する諸項間の相互生成として、またそれらの項のあるものから、他のものへの可逆的往来として考察されなければならない。この永続的な通態から、つねに精気に満ちた交差からこそ、生態学的・技術学的・美的・概念的・政治的等々の性質を同時に持つ種々の営みが織りなされ、そこからある一つの風土が作られる。（ベルク、二〇〇〇）

前掲書『風土の日本』。

本著で述べるミリューは、「風土に基づいた対象者の生きられる風景」という意味で、使用している。

（2） 環境療法

ミリューの言葉の意味は理解できるが、ミリューセラピーを、どう解釈したらよいだろう。

「環境」と「療法」の合体であるこの語は、当然「環境療法」と訳されて然りである。「環境療法」という言葉で、インターネット検索してみると大きく二分された。一つは、Environmental Therapy であり、もう一つは従来の医学手法としての位置づけである。

インターネット検索でも、多くは、前者の意味をもつ記述が多い。エコロジカルブームの影響もあり、「環境の良い空間に浸れば、セラピー効果が期待される」という程度に理解したら良いだろう。

では後者の医学的手法としての「環境療法」とは、どのような意味を持っているのだろうか？『現代臨床精神医学』の中の環境療法に関する記述は、環境療法が以下の三つに分類されると示している。

大熊輝雄『現代臨床精神医学』金原出版、二〇〇三年。

①生活指導とレクリエーション活動：日常の生活指導を行い、それを媒介に、他者との協調性や責任意識を培う。

②作業療法：狭義の生産作業にくわえ、レクリエーション作業なども合体して、広義の作業療法（生活療法）と位置づける。

③社会復帰療法：病院内外を活用し、患者に医療的援助や社会的援助を行うこと。

また『精神医学ハンドブック』には、治療施設の環境のあり方や変化そのものを通して、患者たちに働きかけようとすることを「環境療法」として、Therapeutic community approach と説明している。

小此木啓吾・深津千賀子・大野裕編『改訂 心の臨床家のための精神医学ハンドブック』創元社、二〇〇四年。

『心理臨床大辞典』にも、環境療法が比較的詳細に記述されている。

環境療法とは「集団内の人間関係や組織のあり方を修正すれば、各個人の行動変容が生じる」ということに基づき、次の主たる概念を四つあげている。

氏原寛・小川捷之・東山紘久・村瀬孝雄・山中康裕編『心理臨床大辞典』培風館、二〇〇三年。

①病因を個人と環境のやり取りのなかに見出し、環境を修正することで、個人が改善する。

②　個人のみに固執せず、集団による療法の効果を期待する。
③　病院など、施設の中での無力感・無気力を更生する。
④　個人その人の尊厳を重視する。

この「環境」とは、家庭、学校、会社、あるいは大きな地域や社会という組織を意味する場合が多い。これらの内容からは、Environment というより Social-Attribution（社会的属性）の整備の視点が強いことがうかがわれる。これらの記述によれば、環境療法とは、環境の形式的整備の促進によって、治療効果を得られるとも受け取れる。

一方、環境療法の具現化としては、一九五〇年に英国の精神科医M・ジョーンズが「治療共同体（Therapeutic Community）」という概念を打ち出し実践した。これは医師、看護師、患者のヒエラルキーを除去し、話し合いによる共同決定の治療チームを作り、家庭的で温かな雰囲気の中で治療にあたるものである。これらの行為が、医療空間でおこなわれる場合を治療共同体とし、医療施設以外の空間で実施される場合を社会療法（Social Therapy）と呼んだ。

以上のような環境療法における本質は、「生活学習（Living-learning situation）」に視点を当てている（氏原ら、二〇〇三）。ポイントは、目的とする治療ゴールに患者が向かうために、自己洞察や自己受容の発展を助ける非指示的カウンセリングの人的環境をいかに整えるかにあると解釈される。したがってこれらの条件は、精神科領域の

前掲書『心理臨床大辞典』。

みならず、治療の場に広く求められるものである。たとえば、リハビリテーションの専門医である上田は、「内発的リハビリテーション」という言葉に置き換え、リハビリテーション現場における患者の自主性の発揮できる環境の整備の重要性を説いているが、これも同義であるといえる（上田・鶴見、二〇〇三）。

上田敏・鶴見和子『患者学のすすめ――〝内発的〟リハビリテーション』藤原書店、二〇〇三年。

環境療法でいう空間とは

環境療法には生活指導、作業、レクリエーション、リハビリテーションという場面が想定されるが、この療法に必要とされる「場」の解釈が重要である。図3－2は、環境療法の治療構造の概念図である。

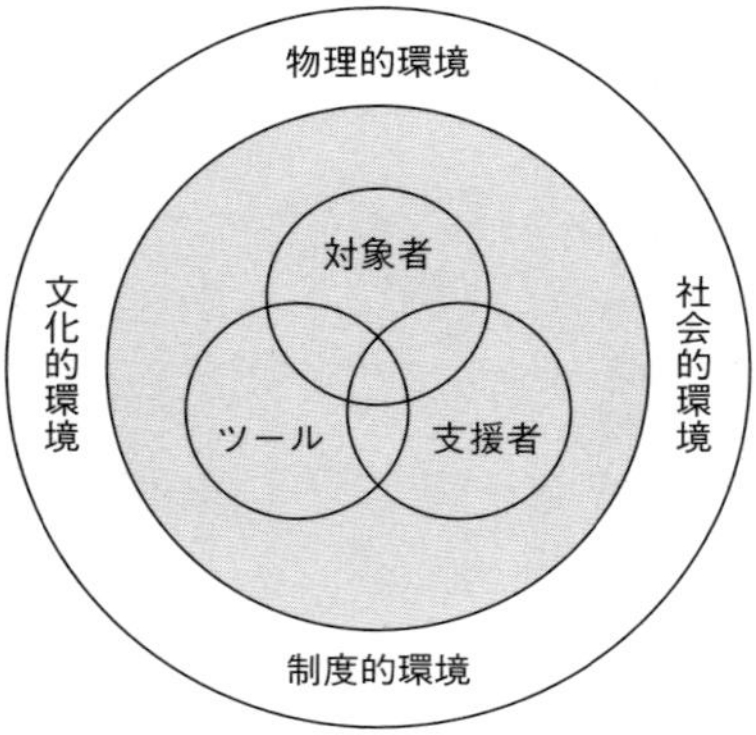

図3－2　環境療法の場の概念

対象者＝患者（Client）、非指示的サポートをおこなう支援者（Supportive People）と、その手段＝ツール（Adaptive Tool）、それを取り囲むように空間（Space）が存在する。これらの組み合わせによって繰り広げられる事象が、治療行為として位置づけられる。

患者を取り巻く環境は四つに分類される（カナダ作業療法協会、二〇〇二）。一つは「文化的環境」である。民俗や人種において

カナダ作業療法士協会『作業療法の視点――作業ができるということ』吉川ひろみ監訳、大学教育出版、二〇〇二年。

異なる生活におけるしきたりなどである。また「制度的環境」もある。経済的要素や法律的要素、あるいは政治的要素も環境の一つと見なさなければならない。さらに「社会的環境」も存在する。取り巻く人間の関係性は社会的環境と位置づけられる。最後が「物理的環境」である。物理的空間とは、その空間を治療に活用しやすいことを意味する。

表現準備状態を守る

環境療法に必要な物理的空間は、治療に供する場とされている。しかし、それは単に「近づきやすい（Accessible）」とか、「使いやすい」（Usable）ことだけで良いのであろうか。

むしろ治療空間として、対象者がいかに心を開きやすいか、治療行為を自然に受け入れられるかにおいて論ずるべきものである。

対象者が心を開く準備は重要である。以下は芸術療法に関する包む環境について記述したものである。

対象者（患者）には「潜在的存在」への着目する状態が始まっている。「いまだ志向性の発露をみない主体は、何かを志向する（欲求、欲望、欲動）ことを、持たない存在と定義できる」。この自己の内の欲求表現を「待つ」状態を「表現準備状態」と位置づけられる。対象者は「表現準備状態」から、セラピストの関与によって、環境の中の、関係性によって、表現する主体へと変化し、空間と時間、力動の統合、すなわち「間合い」によって表現を始め、対象者の、周囲の「象徴的表現の理解と共感」によって、本人の自我が強化され、やがて「表現可能な自己同一性」によって、社会的関係性の確立をたどるという流れがある（高江洲、二〇〇三）。

すなわち、対象者は潜在的に「生きる」ことを表出したいが、今は、まだ準備が整わず、蕾が固い。このとき、セラピストは注意深く「準備」を進めておかなければならない。対象者が、自己の内在する問題に対峙する準備を始める萌芽空間として場の整備が求められるのである。

高江洲義英「集団精神療法と芸術療法」徳田良仁・大森健一・飯森眞喜雄・中井久夫・山中康裕監修『芸術療法1　理論編』岩崎学術出版、二〇〇三年。

（3）　ミリューセラピーとは何か

ミリューセラピーとは、このような表現準備段階すなわち萌芽時期を見守るミリューとして、生きられる癒しの風景を介在させることをいう。著者らは、従前の「環境療法」の解釈から一歩進んだものとしてミリューをとらえ、本著を記述している。ポスト環境療法とも言うべきかもしれない。その違いを表現するために、ミリューセラピー（Milieu Therapy）と、カタカナ表記で記述している。

ミリューセラピーの治療構造

図３‐３はミリューセラピーの概念図である。水平の三つの輪は、一つが対象者を支持する者（主としてセラピスト）、一つは療法としての手段、残り一つは治療の空間である。ミリューセラピーとしての治療空間は、生きられる癒しの風景でなければならない。

環境療法でいう対象者を取り巻く治療環境は、文化的環境、社会的環境、制度的環境と物理的環境であり、治療には、対象者を取り巻く「人間関係の再整備」に焦点がおかれている。

しかし、ここでいうミリューセラピーは、環境療法の中の物理的環境整備、すなわち風土的環境整備に焦点を絞っている。これが、いままでの環境療法とよばれているものとの違いである。

図３‐３は、これを図式化したものである。対象者は、セラピストとともに、生きられる癒しの風景という場の中で、刻々と時間とともに、姿を変えてゆく自然（すなわち通態としてのミリュー）をセラピーの包み込む場として用いることが、ミリューセラピーである。

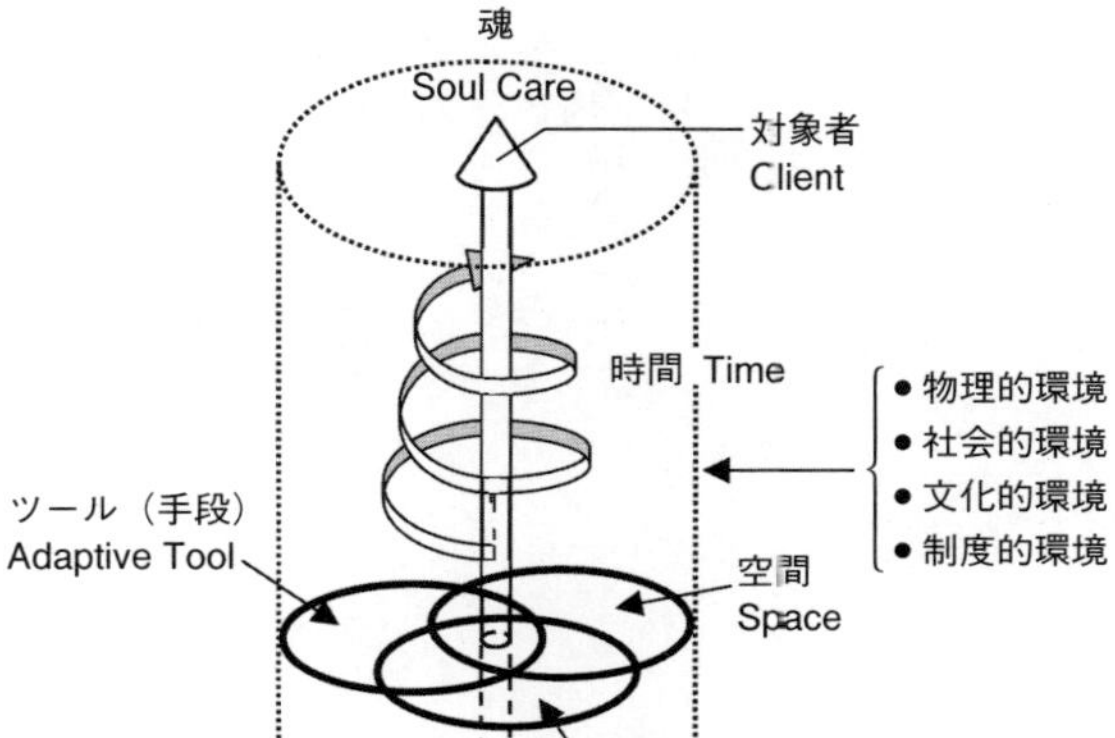

図３－３　ミリューセラピーの概念

園芸療法、植物介在療法、森林セラピー

園芸療法とは、図3-1で説明したとおり、「生きた植物」「対象者」「治療の目的」の要素の中で、実施されるものである。

一方ミリューセラピーは、「風土に根ざした生きられる癒しの風景」に中で、「その中に存在するもの（植物）」を用いて治療につなげるものであるから、園芸療法は、ミリューセラピーの一つであるとはいえる。環境の中に存在する植物を用いて実施することからミリューセラピーはむしろ「植物介在療法」と、呼べるであろう。

大学で園芸療法の講義をすると、授業開講当初の学生は、「スコップを用意して、対象者のベッドサイドに行き、いかに園芸作業をさせるか」が、園芸療法だと思っている。やがて、これは間違いであることに気づく。

対象者の心をひらくために、ミリューを活用するのだから、対象者のベッドサイドに一輪の野の花を飾ることや、窓を開けて、花の香りを部屋に運び込むことから、セラピーは始まる。園芸療法と植物介在療法とを比べると、植物介在療法のほうが、対象者への選択肢が多く、園芸作業は、植物と人間との関係の、ある一場面でしかない。

同じように、ここ数年で、注目を浴びるようになったものに、森林セラピーがある。森林セラピーは「森林を含めた自然環境の中に身をおくことで、病気の回復の促進や、健康の保持増進を期待するセラピー」として位置づけられている（森本ら、二〇〇六）。

森本兼曩・宮崎良文・平野秀樹編『森林医学』朝倉書店、二〇〇六年。

このセラピーもまた、ミリューセラピーの一つといえる。

言い換えると、対象者の心を開き、生きる姿勢を鼓舞し、内発的リハビリテーションに結びつけるために、森を歩き、小川を渡り、草地を歩き、野の花を摘み、一粒の種を得て、庭や畑を耕し、蒔き、育てることは、すべて植物介在療法であり、ミリューセラピーである。

「百姓の仕事は、百ある」と、昔から言われているが、それぞれの対象者の状態にあった、内発的リハビリテーションを選択しようと思えば、図2‐2の「感じる緑」の部分でしか、対応できない対象者もいる。しかし、人が持つ「緑で癒されたい」あるいは「明るいものや、美しいものを見たい」（図2‐7 スピリチュアル・ニーズ）という願いは、対象者の包み込まれた環境をミリューとして活用することによって可能となる。ミリューセラピーの含まれる範囲は大きい。この中にほとんどの自然療法が統合されることになるであろう。

唯一必要なことは、対象者を包み込む、自然空間は、人間が生きられる癒しの風景でなければならないということである。

（4） ミリューに必要なこと

治療構造の視点

ミリューとは、生態学的環境よりも、生きてゆく「間」すなわち、人間の魂と、それを包み込む空間を示す言葉である。

治療構造を示したが、それぞれには、次の視点が加味されなければならない。

① 魂を癒す空間である――Healing Space

② 心を開くための何らかのツールがある――Adaptive Tool

③ 対象者を見つめる〝まなざし〟(支持者)がある――Supportive People

読者は、ここで一つの疑問が湧くかもしれない。Adaptive Tool――すなわち治療手段の部分に「植物」ではなく、「絵画をいれたらどうだろうか」あるいは「音楽は」……と。治療構造として、それは成立する。しかしミリューセラピーとして重要な点は、生きられる空間であり時間が、流れていることである。植物を介在させることで、生きられる時間が、視覚化することの効果は大きい。

見守るまなざし

対象者は、病というパトス的状況(受難)の中でも、「生への欲求」として様々な形をとるものである。生命を維持しようとすることは、本性的に能動的なものであり、生命は環境に対して能動的に働きかける。この生命本来の持つ能動性を、病というパトスの中で、どう働きかけるか、が、セラピストに課せられた役目である(田邉・島薗、二〇〇二)。

田邉信太郎・島薗進編『つながりの中の癒し――セラピー文化の展開』専修大学出版局、二〇〇二年。

この状況を、H・S・サリバンは、「患者を関与しながら観察する」という言葉で、対象者に関与する刺激は注意深く提供しなければならないことを説いた（フロム-ライヒマン、一九九四）。セラピストは、対象者がこころをひらくために、すなわち、パトスの中での生への欲求の具現化を、生きられる癒しの空間の中で、注意深くまた、丁寧に、関与しなければならない。

まず始めには、「よりそう」気持ちが大切である。もう少し加えると、「よりそう」とは、他者の波長に自分を合わせ、他者が、その空間ので、心地の悪さや、間の悪さを感じさせないようにすることである。

治療者も癒される

学生が、医療施設のセラピー実習に行くと、対象者と森を歩く機会がある。

余談であるが、散歩の「散」とは、もともと治療行為を表す漢方の言葉である。固まりかけたものを散らす、やわらかく動かすという意味を持っている。この意味からも、療法としての散歩は成り立つわけである。

学生は、始め、対象者に話しかけ、その答えを期待し、何とか、言葉によるコミュニケーションを成立させようと、躍起になる。しかし、時間がたつと、肩の力が抜けて、相手に合わせることをはじめる。相手に合わせるためには、対象者を観察しなければならない。やがて対象者の視線や歩みの先に、何があるのかに、気づくゆとりが出る。

前掲書『積極的心理療法——その理論と技法』。

それは、空であったり、道端の小さな草であったりする。

対象者のまなざしと、その先にある何かに、対象者とともに感動することによって、空間の共有化が成功する。すなわち、「よりそう」ことに成功したのである。このラポールは、実はセラピスト自身も、ミリューによって、緊張を解き、安心し、癒されたといえる（神田橋、二〇〇三）。

神田橋條治『精神療法面接のコツ』岩崎学術出版社、二〇〇三年。

間主観的な感性

対象者（患者）は、守られた空間の中で、開かれる準備が進み、一方の治療者は、観察者として、五感をとぎすまし、受信感度をよくし、対象者との波長のチューニングができるようにならなければならない。

ミリューという空間の中で、対象者とセラピストが渾然一体となれる時間をもてたと感じたとき、対象者は「次回の療法セッションはいつですか」と尋ねてくることが多い。

対象者との「間あい」が、豊かな自然を介在させることによって、より自然に成立したのである。いわば間主観的かかわりが成立したといえるであろう。

丸田は、間主観性について、「わが身を相手の体験の中に浸すことではなく、他者への体験と限りなく接近する努力であるが、その接近が、完璧になされることなど、決してありえないことを、認識しておくべきである」と述べている（丸田・森、二〇〇六）。氏は、臨床心理のレクチャーの中で、間主観性を「柏手」にたとえて説明し

丸田俊彦・森さち子『間主観性の軌跡——治療プロセス理論と症例のアーティキュレーション』岩崎学術出版、二〇〇六年。

た。柏手は、右手を左手で打つのか、あるいは左手を右手で打つのかわからない。このような、渾然一体となった治療者と患者の関係を間主観的と説明した。

ミリューセラピーによる療法は、ミリューという包み込まれる空間の存在によって、このような力動が働きやすいといえる。

（5）　ミリューセラピーの癒し

Ⅱ章では、人が自然から癒されることや、スピリチュアル・ペインが、自然によって軽減されることが示唆された。また本章では、ミリューセラピーの概要を述べた。では、ミリューのどの部分が、人間の癒しに関与するといえるのだろうか。

死の恐怖と生への希い

フランクル（二〇〇二）は、アウシュビッツの体験の中で、人間が人間の尊厳を持ち、人間でい続けられる努力をしたという。窓から見える夕日、空高く舞い上がるひばりの鳴き声に気づき、感動し、そこに、人間としての感情が、「いまだ持てる自分」を確認し続けた。強制収容所の小さな汚い窓から、春には美しい草地を眺め、大きな木に祈りを込めた。

前掲書『夜と霧』。

収容者の中には、汚れた壁に、生きて帰還したいという祈りを、自然の中にひらひらと舞う蝶に託して、唯一の持ちえた道具である己の爪で刻んだ。アウシュビッツの

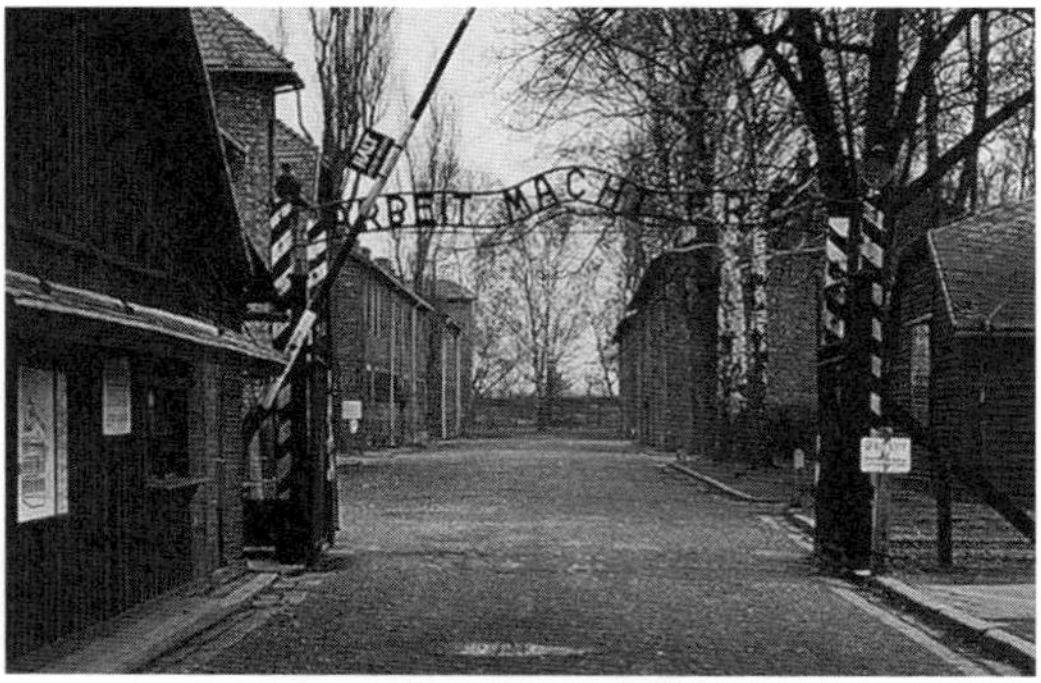

アウシュビッツの門

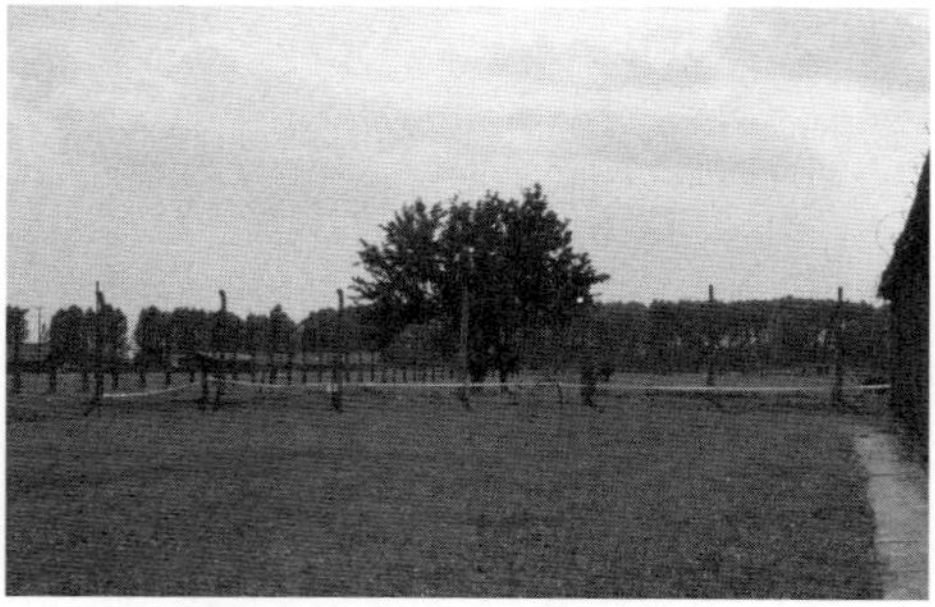

収容所の窓から眺めることができる木

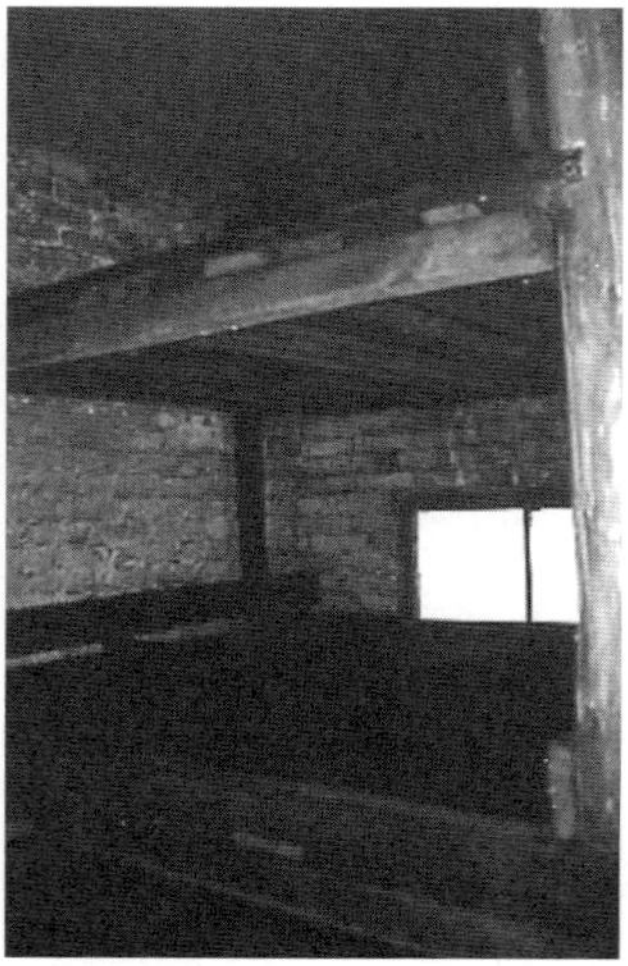

収容所内のベッドと窓

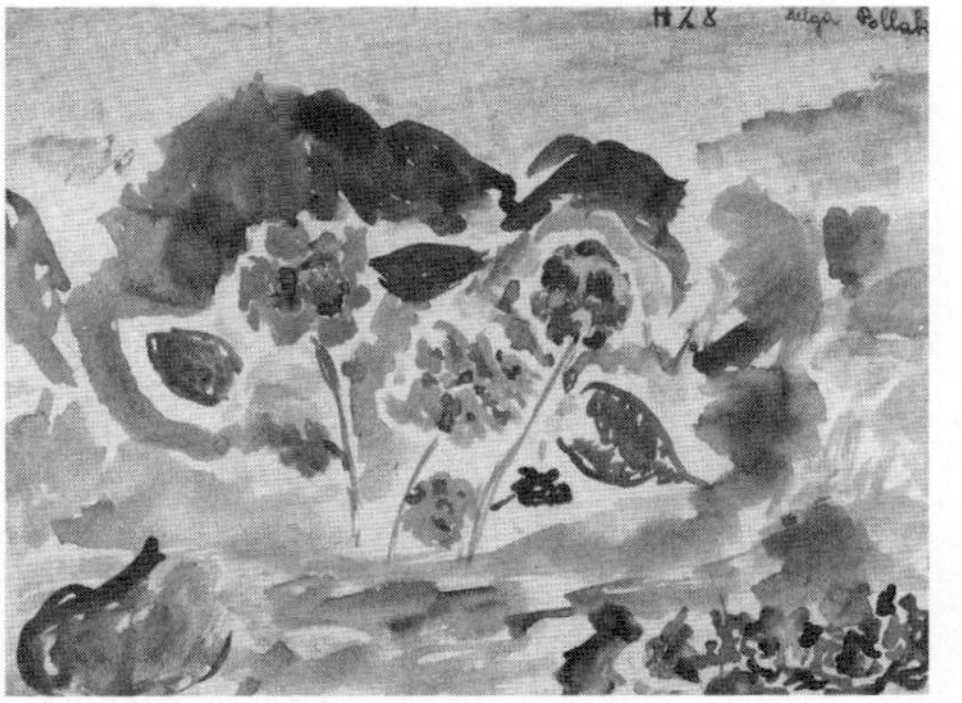

子どもの絵（テレジン）
（野村路子『テレンジの小さな画家たち』偕成社、2000より）

壁には、こうした多くの蝶の絵が残されている。

おなじように、プラハの北五〇キロメートルのところにあった、子どもの収容所・テレジンでも、ガス室に送られる前の子どもたちの絵が多く残されている（野村、二〇〇〇）。

彼らの絵は、高い塀を越え、自由に空飛ぶことに、祈りを託し、蝶が舞い、花が咲く、自然に開かれた絵が多い。太陽や空、花の絵は、ポジティブないのちの象徴である（キューブラー・ロス、一九九七）。

一切れのパンのために殺人がおこなわれるような極限の中でも、自然を恋い、恋う自分の中に、現存在としての意味を見出した人もいた。寂しさと恐怖とひもじさの中で、花や木を描き続けた子どもがいた。彼らは、決して裏切られない何かに、祈っていたのである。

野村路子『テレジンの小さな画家たち——ナチスの収容所で子どもたちは４０００枚の絵をのこした』偕成社、二〇〇〇年。

E・キューブラー・ロス『死ぬ瞬間の子供たち』川口正吉訳、読売新聞社、一九九七年。

属や種により、異なる時間

春には草木が萌え、夏は花咲き、秋は実り、冬は葉を落とす。このリズムは決まっている。植物が、花を咲かせ、実を作るのは、光によって、植物が特別な物質（フロリゲン）を産生するシステムがあるためである。このフロリゲンは、いまだ人工的に作ることができない物質である（田中、二〇〇〇）。このシステムは、いわば神秘である。自然のシステムは、人間の手の及ばない、そして裏切られることのない安心の手がかりといえる。

地球ができたのが、四五億年前。生命が生まれたのは、三五億年前。このたった一つの命が、連綿と私たちの体に入っている。いわばサカナも、モグラも、ヒトも、同じ命の根源から生まれ出たのである。胎児は、子宮のなかで、次第に人間の形を創ってゆくが、これは生命進化の過程をたどっているのである。

個々の命に関していえば、動物の心拍数は体重の四分の一乗に比例する。哺乳類の心臓は一生に、二〇億回打つという。ここから、それぞれの動物の寿命は、この体重四分の一乗説によっても、計算できる（柳澤、一九九八）。

当然、寿命によって、成長期や成熟期は異なる。モグラも、ゾウも、ヒトも違う。一つの命から生まれた、様々な生物は、それぞれの種の時間を持っているといえる。ヒト時間であり、ゾウ時間であり、モグラ時間である。

田中修『つぼみたちの生涯』中央公論新社、二〇〇〇年。

柳澤桂子『生と死が創るもの』草思社、一九九八年。

属や種により異なるアフォーダンス

アメリカの心理学者J・J・ギブソンは、アフォーダンス（Affordance）という言葉を提示した。アフォード（Afford）は、「～ができる」「～を与える」という言葉であり、アフォーダンスはこの言葉をもとに作られたギブソンの造語である。要するに、座れる椅子、登れるはしご、つかめる距離などなど。それが持つ可能性である（佐々木、二〇〇六）。

このアフォーダンスは、個々の動物が必要とする環境の中に存在する生きるための情報であるといえる。動物の種によって生きるために必要とされる情報も異なるのである。生きられる時間の長さが、種によって異なるように、生きるために必要とされる情報も異なるのである。

植物も、光を受ける時間によって、四季を感じ、たとえ四季の変化がない地域でさえ、植物の中には季節が巡っている。植物に必要とされる情報を植物もまた得ている。このようにして、様々な種族は、生きられる時間と空間を取得している。

広井（二〇〇一）は、種によって時間が異なることを、「人間の時間」と「自然の時間」と呼んだ。これは種によって、生きられる時間と空間が、異なることを意味する。同じ空間の中に存在しながら、生きられる時間単位が異なるのである。

人間が自然の中で、癒されるのは、生命根源を同じとする人の時間と、植物時間との共鳴によるということは言えるであろう。

佐々木正人『アフォーダンス——新しい認知の理論』岩波書店、二〇〇六年。

広井良典『死生観を問いなおす』筑摩書房、二〇〇一年。

いのちの循環と積極的な死

キューブラー・ロス（一九九八）は、がんに侵された九歳のダギー少年に、樹木の一年間の変化を絵に描き、いのちについて述べた。キューブラー・ロスは、「生きるための死」を説明したかったのである。もう少し具体的に説明しよう。

E・キューブラー・ロス『ダギーへの手紙——A Letter to a Child with Cancer』アグネス・チャン訳、佼成出版社、一九九八年。

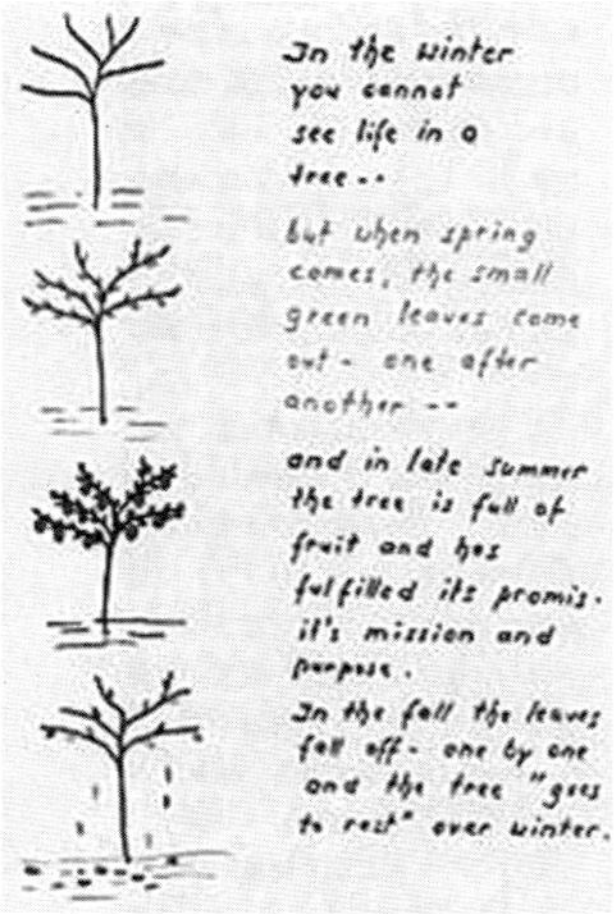

ダギーに送ったスケッチ
（E・キューブラー・ロス『ダギーへの手紙』佼成出版社、1998より）

葉は、春になり芽が出て茂る。やがて、たくましい葉に成長し、光を浴びて栄養をつくる。この栄養は木々の様々な部分に蓄えられる。やがて秋になり、葉は落ちる。この落葉は、寒さによって葉が枯れ、落ちてゆくのではない。「自ら、積極的に、枯れ落ちる」のである。葉は、冬を感じると、落葉のための「切り離しシステム（離層形成）」が働くのである。この離層ができる前に、すなわち落葉する前に、葉に蓄えていた栄養分は、すべて幹や種子や芽に戻され、翌年のいのちの基へと変換される（田中、二〇〇五）。いのちを取り巻く条件が悪くなり、訪れる死と、生きるための生命現象としての死があることをキューブラー・ロスは、ダギーに説明したかったのである。

おなじような例は生物の世界では多くある。オタマジャクシがカエルになるときに、オタマジャクシの尾の細胞は、能動的な死の過程によって、取り除かれる。私たちの手ができるときも、はじめに肉の塊であったものが、指の間の細胞を殺すことによって、五本の指が形成されるという。生物には、生と死による生命を支えるシステムとして「受動的な死」と「能動的な死」がある（柳澤、一九九八）。いわば、生から死が生まれ、死から生が生み出されていく。植物の循環は、特にこのシステムが理解しやすい。

田中修『ふしぎの植物学』中央公論新社、二〇〇五年。

前掲書『生と死が創るもの』。

ペイン（Pain）からサファリング（Suffering）

世界保健機関（ＷＨＯ）憲章によると、人間の健康は、「身体的」「精神的」「社会的」に満たされていることであり、単に病気ではないということではないと定義されているが、近年、これを見直し、満たされるべき条件に「スピリチュアル」を加える動きがあり、一九九九年の総会で改正案が提案されている。

前章で、スピリチュアリティについて記述しているが、ミリューセラピーに必要な空間は、このスピリチュアリティが保持できる空間でなければならない。

左項は死に対峙したときに、出現するスピリチュアル・ペインの三要素である（村田、二〇〇五）。

① 未来という時間に希望が持てなくなる苦しみ——「時間がない苦しさ」
② 私が存在しない社会があるという、関係性を絶たれる苦しみ——「関係性消失の苦しさ」
③ 私は、もう自分では何もできないという苦しみ——「自律不可の苦しさ」

疾患の種類や、対象者の置かれた状況によって、①と③、あるいは、①〜③、あるいは②と、苦しみの形は様々に現れる。

村田久行「スピリチュアルペインの構造から考えるケア——終末期患者のスピリチュアルペインとそのケア——現象学的アプローチによる解明」『緩和ケア』第一五巻五号、二〇〇五年。

中神（二〇〇四）は、ペインは、体が感じるもので、原因を突きとめやすい。むしろこの痛みは、耐え難い統合された苦しみだからである。すなわち人間の耐え難い統合された苦しみだからである。

前掲書『シンポジウム報告論集：新しい死のかたち・変わらない死のかたち――死生学と応用倫理』。

この痛みをミリューによってどの程度まで軽減させられるのであろうか。

時間を渡す

広井は『ケアを問いなおす』（一九九七）の中で、ハイデッガーの『存在と時間』を引用し、気遣うという言葉は Sorge であり、これを英語表記すると Care になる。人はこのケアという気持ちがあるからこそ、人間として存在するという。したがって、ハイデッガーの『存在と時間』の主題は、ケアの時間論であると述べる。

広井良典『ケアを問いなおす――〈深層の時間〉と高齢化社会』筑摩書房、一九九七年。

これを言い換えると、ケアとは、「私の時間をあなたに渡す」ことといえるだろう。渡すは、Give という一方的な提供ではなく、「通じさせる」すなわち時間の通態というべき現象をいう。

対象者は、三つの苦しみの只中で、自身を見据え、内的価値を認め、信念や価値観を、尊重し、生を全うできなければならない。障害や機能低下により自律生活が困難になっても、自己の意思による自律は保たれる。窓から見える風景や、小さな野の花など、自然の美しさに感動する行為は、誰に世話をかけることでもなく、自律的行為の結果である。また時間や関係性においても、植物の時間を介することによって、ミリューセラピーは、「永遠の時間」を身近に感じることができる。いいかえれば、私の時間が消失しても、私を投影した植物の時間は、私の不在を埋め、他者に渡され、「関係性は、引き継がれる」ことが可能になるのである。

ミリューセラピーの癒しは、いのちの循環、いのちの神秘、いのちの愛おしさを感じることによって内的価値や他者との関係性、時間の継承を確信し、Total Sufferingの軽減に寄与できることである。

Ⅳ　ミリューセラピーの事例

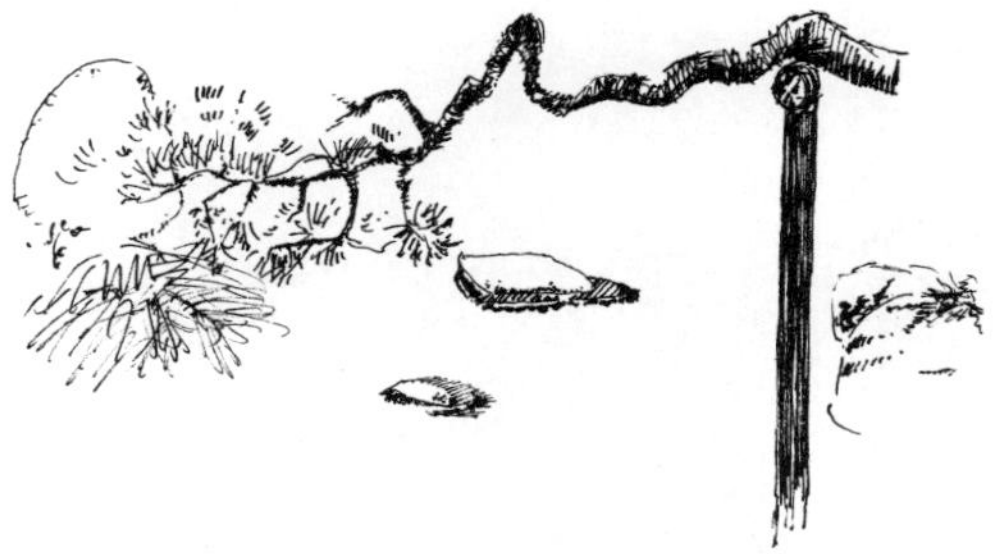

1　ミリューの事例

さて、前章では、ミリューとは何か、ミリューセラピーに必要な空間などについて記述した。本章ではミリューセラピーとしての実践例をあげてゆきたい。

（1）セバスチャン・クナイプの自然療法——ドイツ

クナイプ療法とは

クナイプ療法は、ドイツで始められた自然を活用し、人と自然の調和によって全人的な癒しを得るための自然療法である。

創出者であるセバスチャン・クナイプ（一八二一—一八九七）は、若いときに結核をわずらった。しかし自然を活用し、ホリスティックな生活をおこなうことで、病気を克服し、健康に生きられることを体験し、それを論理的に組みたて、ヨーロッパ中に普及活動をおこなった。

クナイプは、ローマン・カソリックの聖職者であった。このため、自然という、誰もが手に入れられるものを活用することによって、富む者も、貧しい者も、すべての人が、快適で健康な生活を送れるために、この手法を広めなければならないと思った

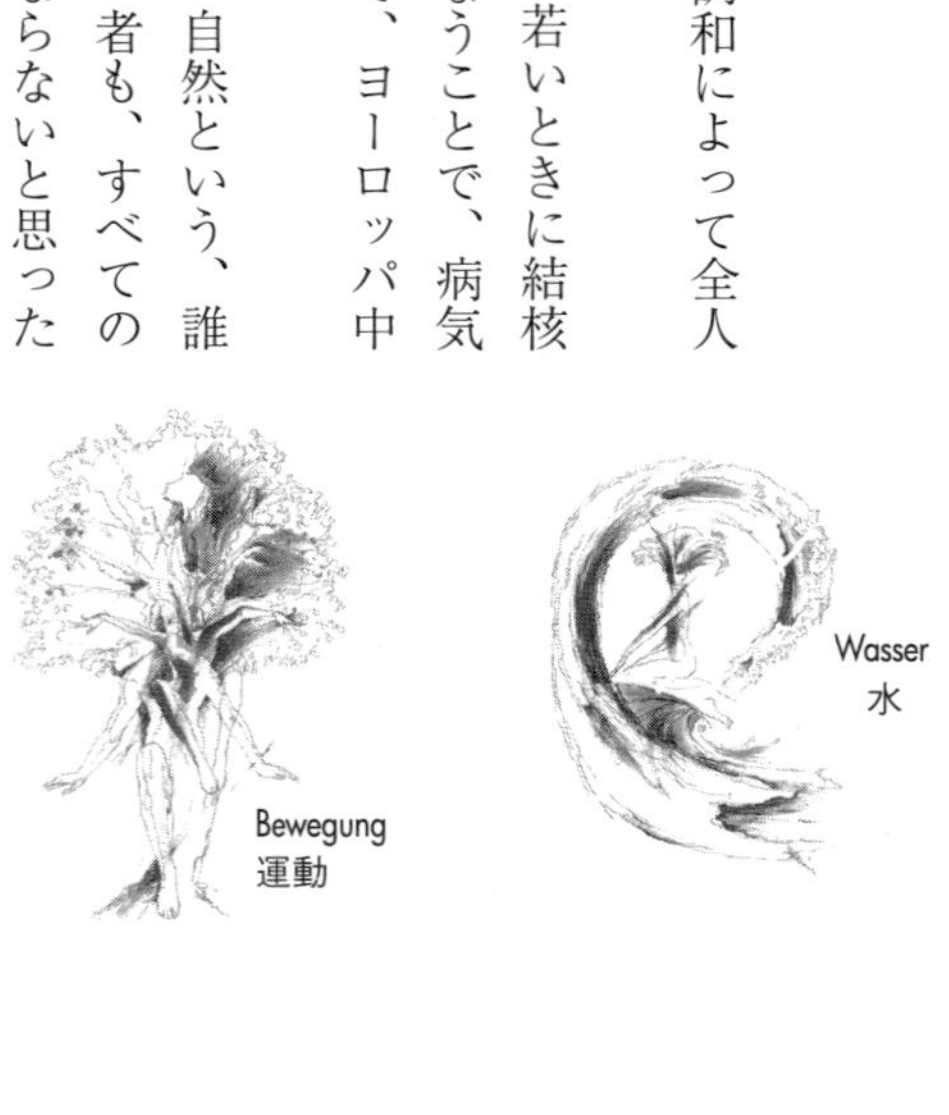

五つの柱
（Kneipp-Bund パンフレットより）

のである。

クナイプ療法には五つの柱がある。五つの柱は、個々に二つの面を持っている。一つの面は、「療法」としての面と、もう一つは「ライフスタイルの改善」という面である。

たとえば、治療の目的で「水」が用いられる場合は、それを「水治療」と呼び、ライフスタイルの中では生活の中の「水」と呼ぶ。同じように「運動療法」と「運動」、また「食事療法」と「栄養」、「植物療法」と「植物やハーブの活用」、「規則正しい生活による養生」と「バランスのとれた生活」である。これら五つの柱の相互作用によってクナイプ療法は効果があると考えられている。すなわち、水、運動、食事療法、植物療法と規則正しい生活、が相互に作用し合うという考えである。なかでも、規則正しい生活は五つの柱の中心に位置し、とくに重要とされている。

サルトジェネシス（免疫システムの強化）とストレスの許容量の増加

クナイプ療法は、シンプルで自然な生活スタイルが基本となる。自然からの刺激は、都市生活の中では減少し、反対に人工的な刺激（騒音、光、放射線、環境汚染、メディアを通じたニュースの洪水、ストレスなど）が増加する。

人間の体は、ホメオスタシスからも、自然の刺激に対してうまく対処するように

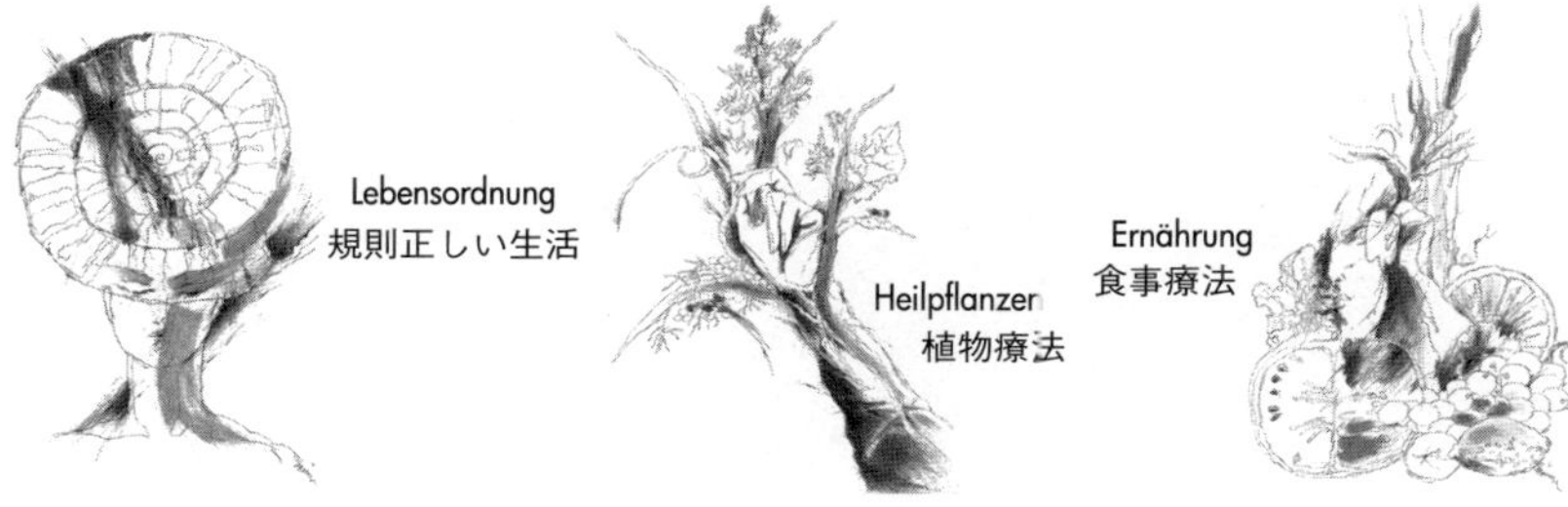

なっている。しかし私たちの日常生活から、自然の刺激がなくなれば、私たちの体は環境の変化（例：温度）に適応する能力が失われる。クナイプは、これが多くの病気を引き起こしているとした。

クナイプでは、「サルトジェネシス」という概念を基本においている。この言葉は、クナイプ没後の一九七九年に、イスラエルの健康社会学者A・アントロノフスキーという学者が提唱した医療概念である。これは、「病気の原因となるものに着目するのではなく、健康を増進させるための要素に着目する」という概念である。つまり体が本来持っている予防の力を高めることに重点をおいているのである。クナイプ神父は、「自己の内なる医者をサポートする」という言葉によって、サルトジェネシスを提唱していたのである。

クナイプ療法のコンセプト

①水と水治療

水は熱刺激を与える媒質で、新陳代謝や筋肉の動きにつながる血管に作用する。結果として、血液循環の改善、体内の浄化やリラックス効果などがもたらされる。クナイプ療法には一二〇を超える、水を使った治療方法がある。この水治療を繰り返しおこなうことで、免疫機能が強化され、感染に強い体をつくりあげていくのである。

②運動と運動療法

この効果はストレス状態とリラックス状態の相互作用によってもたらされる。

運動機能の働きは、心臓と心臓血管を鍛えるとともに、異常な代謝の状態を整えることが可能であり、一方で、リラックス効果もあるとされている。そして重要なことは、運動は免疫力をも、高めるのである。運動療法には、マッサージの他にも、自転車や水泳、ゴルフやテニスといったアクティブな運動も含まれる。

③栄養と食事療法

食事は、必要とされる熱量のなかに、必要な栄養素がバランス良く含まれていて初めて栄養となる。単に美味しいものを、食するのではない。季節の食べものは、人間の体が必要とするものを、その時期に自然が提供しているといえる。

④ハーブと植物療法

ハーブを調合して作られた薬はさまざまな治療に用いることができる。これらの薬は体に穏やかに作用し、しかも薬による副作用がほとんどないことから、長期にわたる治療に適している。ハーブによる治療はすでに古代から知られているが、それらの効果は近年の医学的実験によって実証されている。クナイプ療法では、穏やかに作用するハーブが用いられる。またそれらを入浴剤や湿布として利用することによって、体の中に取り込む。

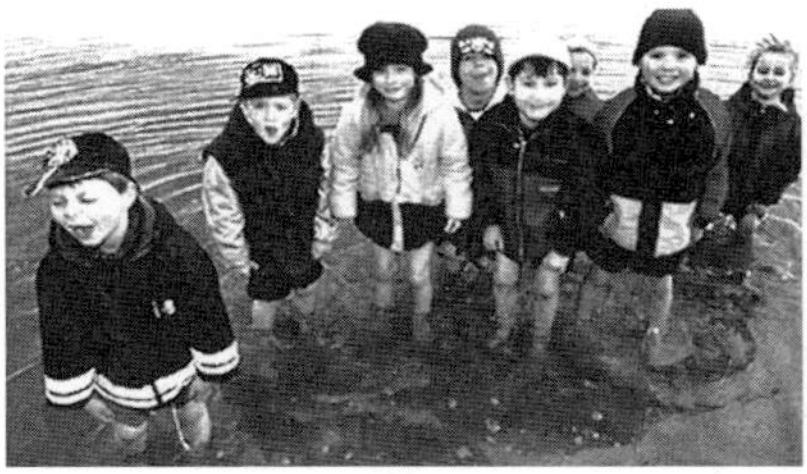

水療法

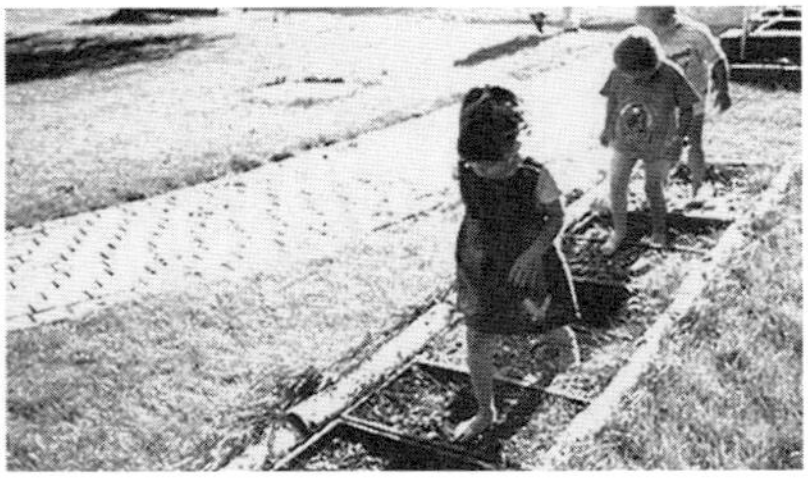

露ふみ

子どもたちのクナイプ療法の様子（Kneipp-Bund “Kneipp Kinder tagesinrichtungen”, 2006 より）

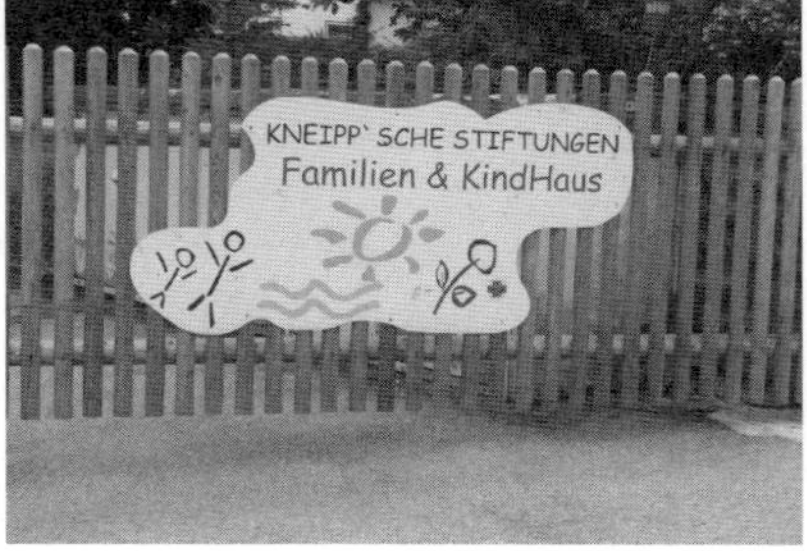

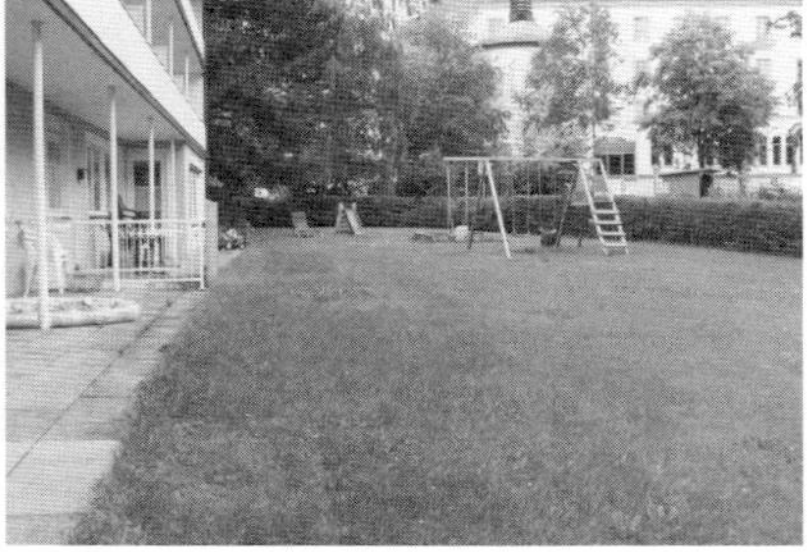

クナイプ子ども病院

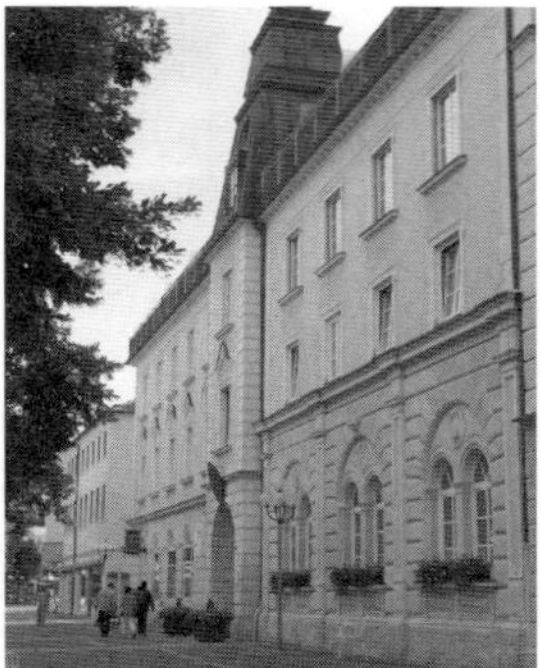

クナイプ病院

⑤規則正しい生活と養生

生活は、クナイプ療法の中心に位置する。体だけではなく、精神的なバランスを保つことにも関係する。規則正しいライフスタイルの構築によってもたらされるのは、体の健康だけでなく、自己を内観し、人生の意味を見出すことにもつながる。

クナイプは、前述のような、五本の柱をすえ、セバスチャニュウムとよばれる病院や、恵まれない子どもや、病気の子どもをケアする医療施設を、布教地であるバード・ヴェリスホーフェンでつくり、クナイプ療法を実践していった。現在この地は、ドイツの中でも最も有名な、保養地として位置づけられている。

セバスチャン・クナイプの生涯

セバスチャン・クナイプは、一八二一年五月一七日にドイツのシュヴァーベンの小さな村で生まれた。彼の両親は機織職人で、青少年期は貧しかった。神学を学び、カトリックの司祭になりたいという彼の夢は苦学の末に実現した。しかしその後、肺結核に罹患した。青少年期の栄養不足や実家の湿った地下室での仕事が原因と思われる。

その後、彼はミュンヘンで、人生を変える本、『新鮮な水の人体への力と効果に関する講義』（J・S・ハーン医師、一七三八年出版）に出会い、衝撃を受ける。クナイプは、自身の病気の体に水の癒しの力を試した。一八四九年の冬の間、ドナウ川の氷のように冷たい水で沐浴し、濡れた体に衣服をつけ、家まで歩いてベッドで休むという生活を自らに義務付けた。この方法は、徐々に効果が出始め、クナイプは自ら結核を治したのであった。この成功をきっかけに、クナイプは彼の学友たちに、同じような方法で治療をほどこした。

コレラが流行したとき、教会区の信徒に水治療を実施し、「コレラ・チャプレン」と評された。しかし、クナイプの療法は、医師や薬剤師が否定し、一八五四年には法的措置が取られた。

その後一八五五年に、ヴェリスホーフェンに移ったクナイプは、そこで数年間、放置された修道院の農場の改革に携わった。彼の最初の著書は、クナイプ療法に関するものではなく、農業改革、ウサギの繁殖、養蜂についてであった。彼はまた、学校と孤児院も設立した。

一八八一年、ヴェリスホーフェンの教区司祭となったクナイプは、司教としての仕事の傍ら、ハーブ医療とハイドロセラピーの研究を続けた。人々はヴェリスホーフェンまで巡礼に出かけ、クナイプ療法を受け、その方法を学んだ。人々を助けているにもかかわらず教会組織は、これを認めなかった。

クナイプは三〇年の実践を、*My Water Cure*『私の水治療』として一八八六年にまとめた。この本は、国際的なベストセラーとなり、四年後には英語にも翻訳された。この本は、ヴェリスホーフェンを有名にし、治療を求める多くの人が滞在するようになった。その後数年の間に、クナイピアニウムやセバスチャニュウム、子どもクリニックが建てられた。

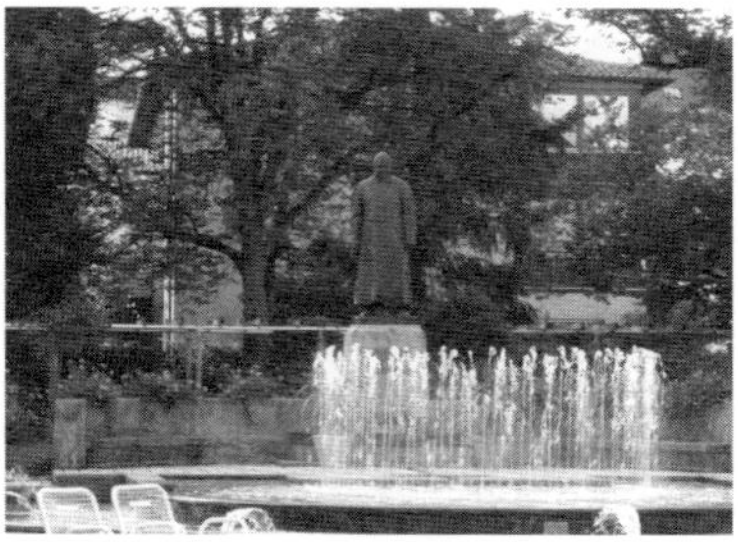

セバスチャン・クナイプ像

一八八九年にクナイプは *Thus Shall You Live*『このようにあなたは生きるべきである』という本を出版した。この中で彼は人生哲学や、自然で健康な生活スタイルに対する信条と、健康教育の重要性について説いた。

一八九三年、ローマ教皇レオ一三世はクナイプにモンシニョルの称号をあたえ、長年に渡る教会組織との軋轢に終止符がうたれた。

彼は一八九七年、七五歳でなくなるまで、小さな村の一司祭として、村人を始め、彼を求めて集まる病んだ人々の力になったのである。こうしてヴェリスホーフェンの小さな村を中心として、今も、クナイプ療法の医学的根拠に関する研究に続けられている。

クナイプに関する団体

クナイプ療法を広める団体として、一八九七年にクナイプ連盟が設立され、現在は六六〇のクラブと一六万人の会員が加盟している。また、一九五七年には、クナイプ療法の理念を伝えるセバスチャン・クナイプ・シューレ（学校）が設立された。

クナイプは、ハーブを効果的に活用するために、自らハーブガーデンを作り、どのようなハーブを、どのような方法で使用するべきかについても、研鑽を積んだ。

良質のハーブを栽培し、より安全な方法で、多くの人に安定してハーブを提供するために、一八九一年に、友人であった薬剤師のレオナード・オーバーハウザーに、この部門を切り離し提供した。これによって、クナイプは、療法の手法や五つの柱を

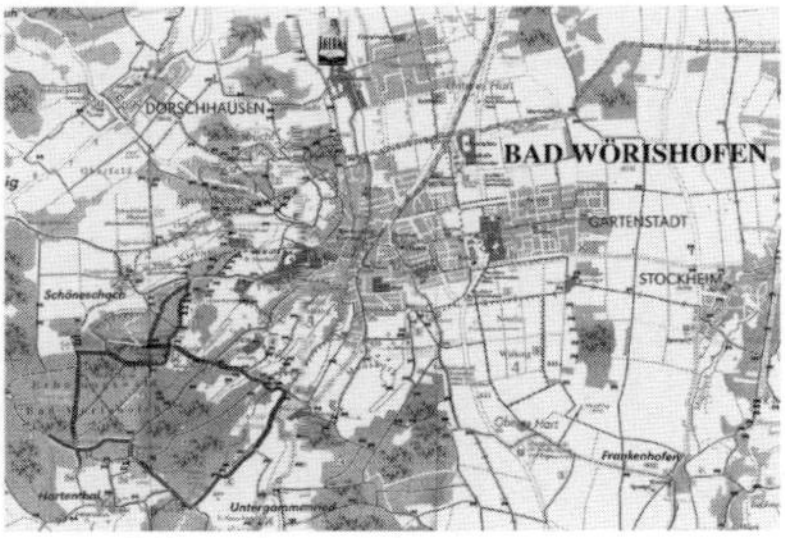

バードヴェーリスホーフェンの地図

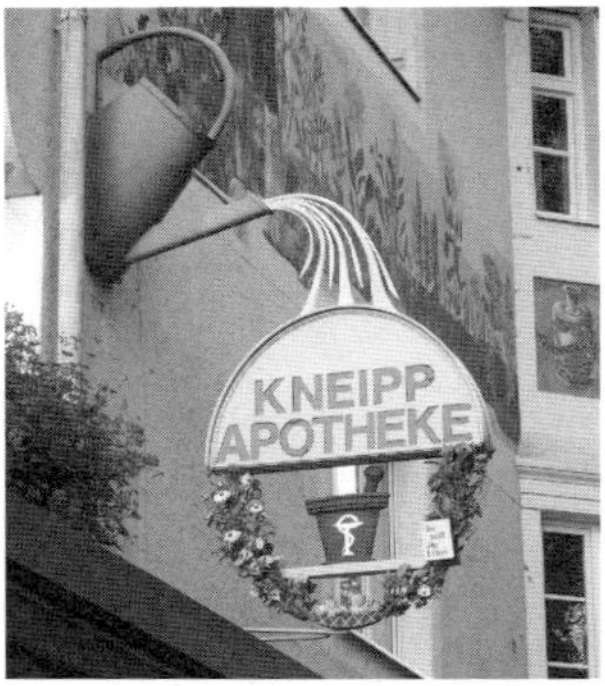

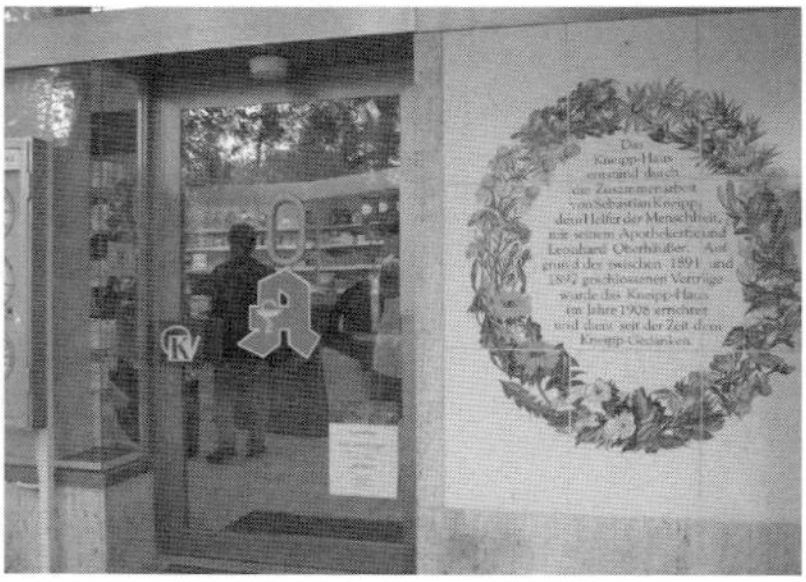

クナイプ薬局

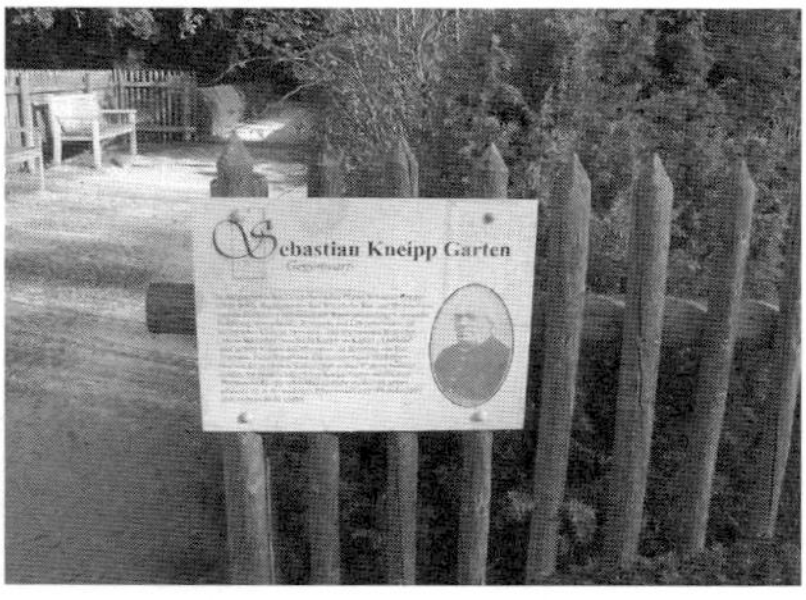

クナイプの作ったハーブガーデン

人々に教え実践することに専念することができたのである。当時、クナイプがオーバーハウザーのクナイプ薬局に唯一の条件をつけたのは、「セバスチャン・クナイプの名を語るに恥じないように、ミッションに基づく良質なハーブを人々に提供すること」だけだったという。こうしてクナイプ療法と、クナイプ薬局（現在のクナイプ社）は、強い協力関係をもつことになった。

ミリューセラピーとしてのクナイプ療法

クナイプの提唱する運動や治療は、自然の環境と直接結びつき、自然への関心も高めることができる。彼は、さまざま歩行と散策を提案した。そしてそれらが、実践できる空間として森を活用したのである。トレーニングの一つとしてあげられるのが「露ふみ」である。露でぬれた草の上を裸足で歩く手法である。体が直接自然の刺激をうけるトレーニングである。

「水ふみ」もクナイプの有名なトレーニングの一つである。水の中を裸足で歩くというものである。ヴェリスフォーヘンには、水ふみをできる場所が七〇カ所ほどある。水ふみは浅いプールのようなところで行われるが、中には自然の川の中を歩く場所もある。

同じコンセプトで、腕を冷水に浸す腕浴もある。

また冬季の雪の降った日には、「雪ふみ」も、おこなわれる。

クナイプの森

このような免疫力を高める運動をおこなうために、村の中心から歩いてゆける距離に、クナイプの森がある。

この森は日本にもたびたび紹介されているが、この空間はまさにミリューセラピーの空間といえる。

あちらこちらに、クナイプの教えが、記された標識がある。自然が豊かで、ゆったりするが、適度な運動の仕掛があり、負荷は高くない。森は、迷わないように方向指示がされ、整備も行き届いている。朝早くから、夕暮れまで、ジョギング、ノルディッククウオーキング（ストックを使って、散歩をおこなう）、サイクリング、など、

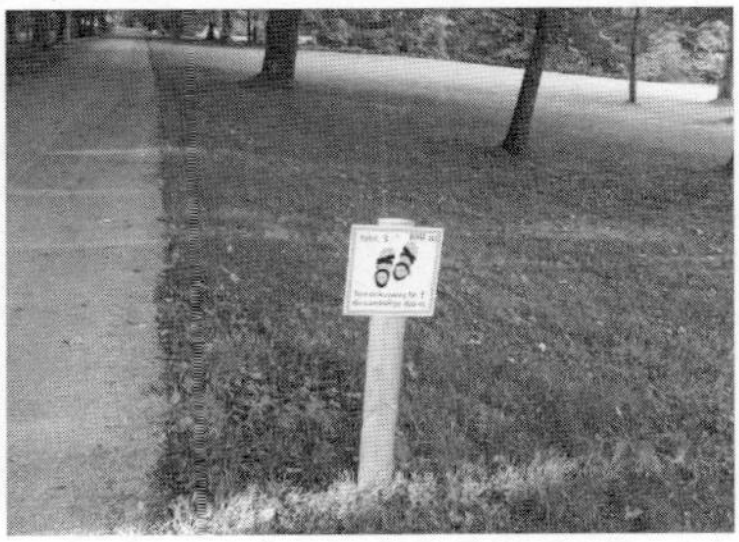

露ふみのための草地

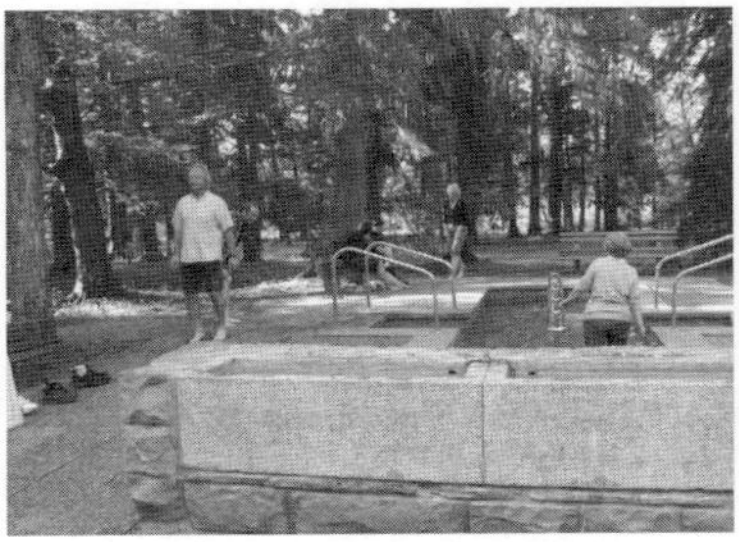

森の中にある水ふみの施設

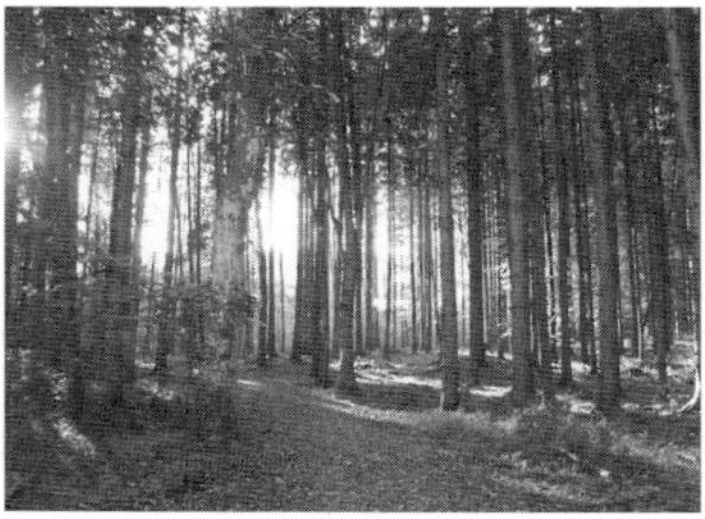
クナイプの森

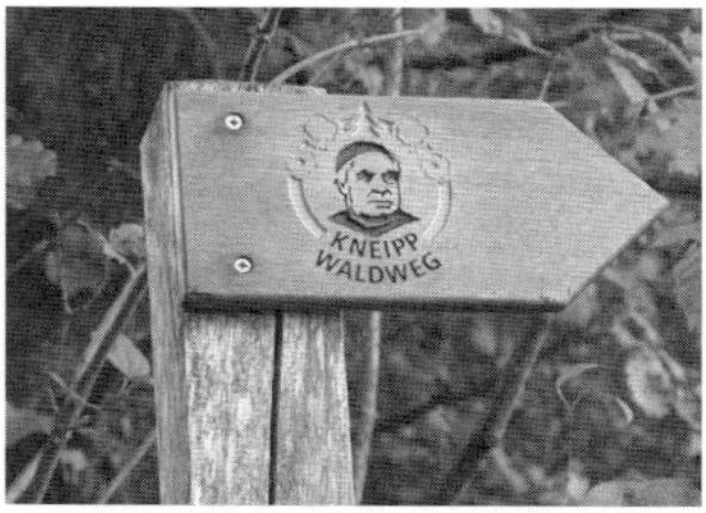

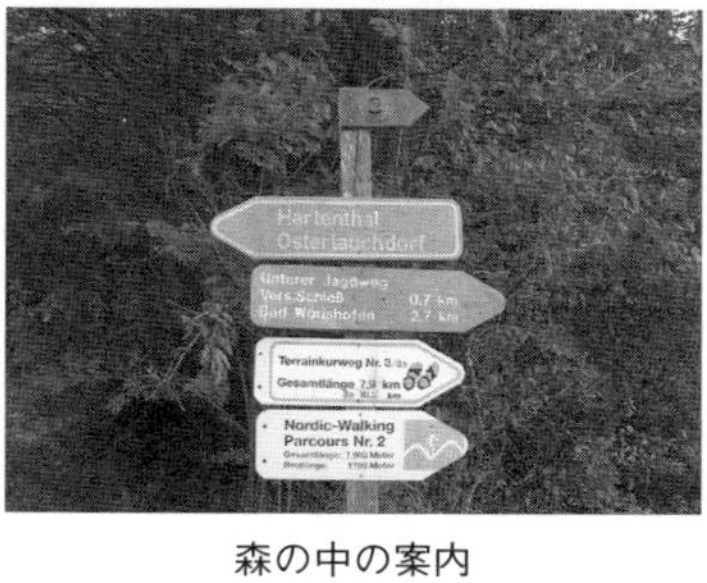

森の中の案内

思い思いの方法で、クナイプの森が、活用されている。

（2）ボギー・クリークにみる子どもの全人的癒し――アメリカ

アメリカ、フロリダ州にあるキャンプ・ボギー・クリークでは、夏休みや週末になると、子どもたちの楽しそうな声があふれている。ここまでは、アメリカの一般的なキャンプの風景と何ら変わらないが、ひとつだけ大きな違いがある。それは、キャンプに来る子どもたちが、病気と闘っているために、一般のキャンプに参加できないことである。

特別な子どもたちのキャンプ

一二歳以下の子どもが、保護者なしで過ごすことを法律で禁じているアメリカでは、街中の公園や、家の近所で、子どもたちだけで遊ぶ風景は、ほとんど見られない。その代わりというわけではないが、夏休みに入ると、自然の中で過ごすキャンプに、子どもを参加させる親は多い。こういったキャンプの多くは、自然と親しみ、仲間を作り、人生の大切な思い出を作る場となり、自然の恵みや癒しを体験する機会となる。しかし、慢性疾患や不治の病という難病を患っている子どもたちは、通常のキャンプに参加することはできない。

そういった窮状を、ハリウッドスターであり、また事業家としても成功しているポール・ニューマンに訴えた母親がいた。同じような境遇で、楽しい思い出を作れない大勢の子どもたちの存在を知ったニューマンは、彼らのためのキャンプ場の設立を自分の夢としたのである。

ポール・ニューマン主演の映画『明日に向かって撃て』（一九七〇年公開）は、実在の銀行強盗の逃避行の話である。このギャング達のひと時の安心の場所である隠家を、映画の中では、「壁の穴」と呼んだ。これにちなみ「痛い注射・苦しい治療から逃れ、ひと時の安心と夢を病気の子どもに与えるという場所」にするために、ホール・イン・ザ・ウォール（壁の穴）協会が一九九七年に設立された。

現在、北米やヨーロッパを中心に一二のキャンプが展開している。キャンプ・ボ

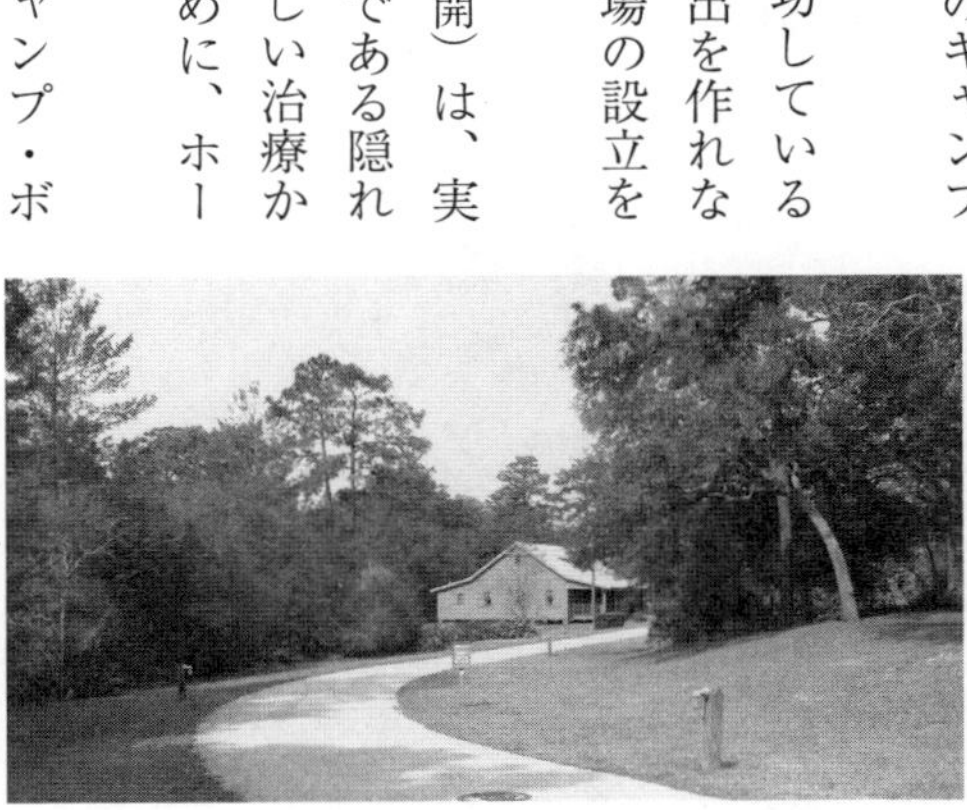

森の中のコテージ

ギー・クリークは、そのキャンプの一つである。

夏休みには子どもたちだけの一週間のキャンプ・プログラムが、疾病ごとに九週おこなわれ、一年を通して週末に家族で参加するキャンプのプログラムもおこなわれている。二〇〇六年は、夏休みの子どもキャンプでは九種類以上の病気の子どもキャンプが開かれ（二二〇七人）、週末のファミリーキャンププログラムでは、一五種類以上の病気の子どもたちとその家族（二四〇〇人）が、治療中心の生活から離れ、心だけでなく、体まで癒されるような素晴らしい時を過ごした。このキャンプ参加費用は、無料である。

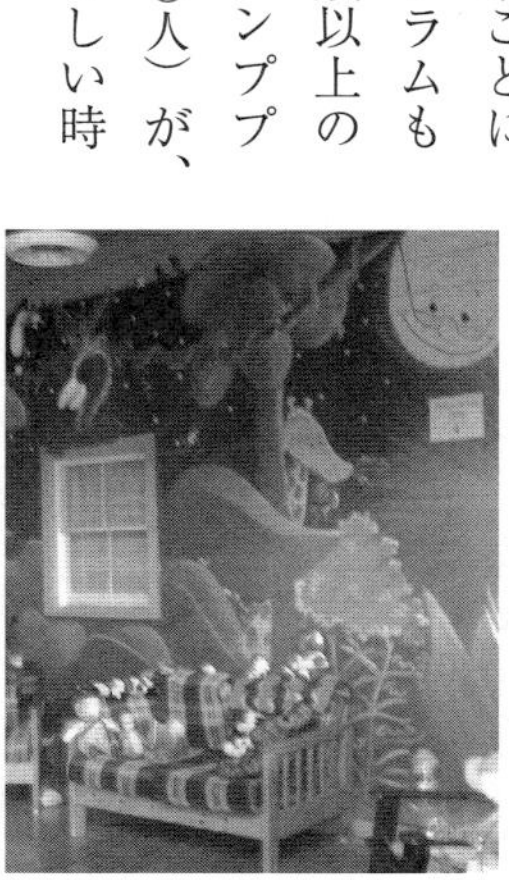

ジャングルのような待合室

キャンプ・ボギー・クリークの特徴

フロリダ州のリゾート地やディズニーワールドからそれほど遠くない場所に、キャンプ・ボギー・クリークはある。子どもたちへの安全上の配慮から、入口には、セキュリティ・ゲートがあり、関係者以外のものが入れないようになっている。ゲートをくぐると、子どもたちを楽しませるためたくさんの施設が整備されている。

中でも一番重要なのは、子どもたちが最初に訪れる「診療棟」であり、ここが、一般キャンプと最も違うところである。

この診療棟には、夏の間と家族キャンプのある週末には、医師と看護師がつめている。診察室には、医療設備が全て揃っており、特殊な機器を除き、ほとんどの緊急時に対応できる。また疾病によって必要となる特殊な機器も、必要な週には配備される。

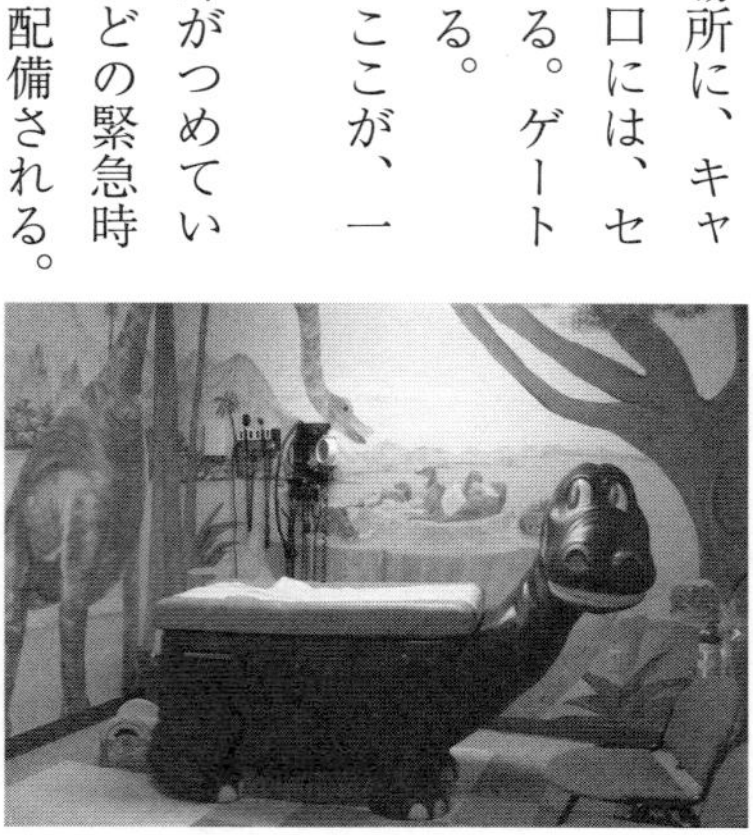

診察室

薬局では、子どもたちの持参した薬が管理され、時間通りに間違いなく子どもたちが摂るように配られる。この診療室では、各子どもの主治医から送られたカルテがキャンプ期間中、保管され、万一の緊急対応の方法も、カルテに記載されている。

診療棟には、「パッチ」（傷の手当てをパッチ・アップということから）というニックネームが付けられ、カラフルなジャングルのような壁や、アニメの恐竜の形をした診察台が、設置されており、治療の緊張感や恐怖感を、感じさせないように配慮されている。

施設のほとんどが、寄付によって建築され、各棟の玄関には、寄付者の名前が、明示されている。

子どもたちが頻繁に利用するのは、食堂とキャビンである。食堂は、二〇〇名収容の大ホールである。子どもたちが、暖炉の火の周りで、歌い、踊り、もちろん食事もするというように、多目的に使われる。

宿泊棟であるキャビンは、中央に玄関があり、左右八人ずつのベッドルームと、トイレ、シャワーがある。

診療所に薬を置いた子どもたちは、まずキャビンにやってくる。自分たちが一週間使うベッドの上には、パッチワークの熊のぬいぐるみと、手製のアフガン編みの毛布が置かれている。この熊と毛布は、ボランティアによる手作りである。この二つは、キャンプ終了時に、彼らにプレゼントされ、お土産となる。ベッドには手作りのキルトのベッドカバーがかけられ、シーツには、一切白を使わない。子どもたちに、病院

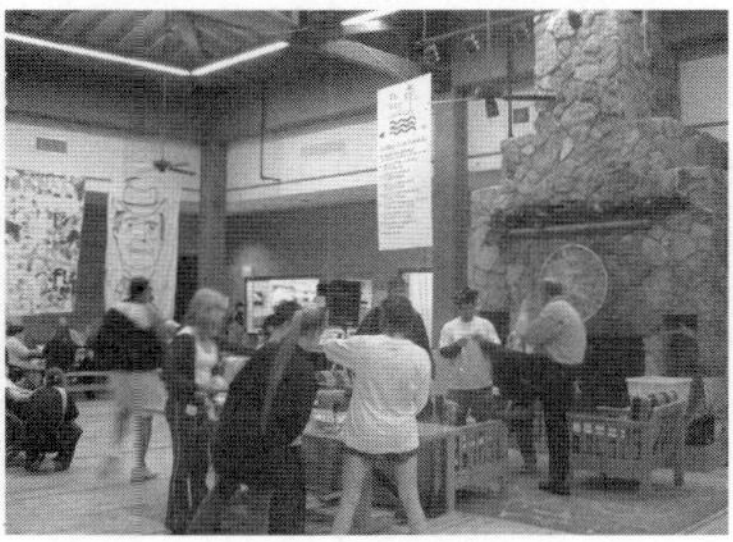

皆が一緒に集まれる食堂

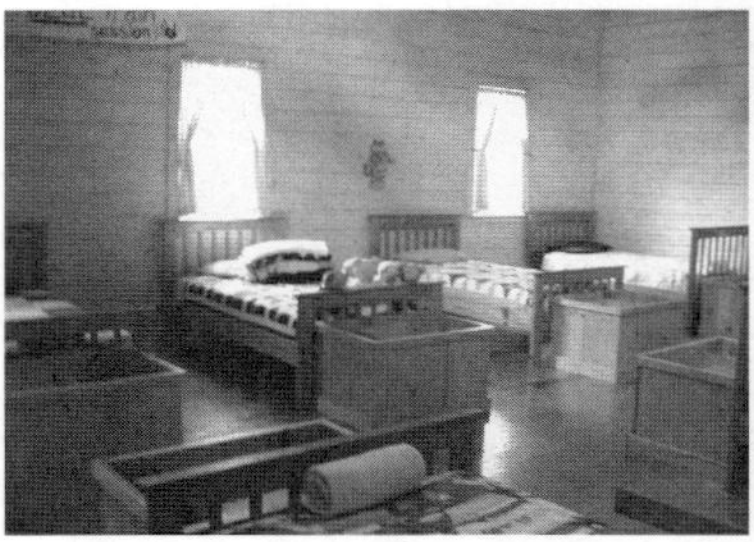

キャビン内部

を連想させない配慮なのである。

少し小ぶりだが、劇場もある。ユニバーサルスタジオの寄付で建てられた。劇場には、子どもサイズにスケールダウンされた舞台、衣裳部屋、楽屋があり、本物の精度をもつ、音響、ライトが、設置されている。

その他、広い敷地の中には、温度管理をされた温水プール、体育館、運動会もできる芝生の広場、ボートに乗って魚釣りのできる池、クラフト・ルームやフィールドアスレチックの設備などが整備されている。

キャンプで得るもの

キャンプに参加したある女の子は、「友達はわかってくれないけど、ここはただのキャンプじゃないの。ここは、思い出と、希望と、夢のおうちなの」と言い、再び参加する日を楽しみにしている。実際、参加した子どもたちの中には、自宅では必要だった治療薬や点滴が、キャンプの間要らなかったり、検査結果の数値が、キャンプの前より後の方が良くなっていたりしたという話も聞いた。

このキャンプに来る子どもたちの中には、闘病生活の結果、亡くなってしまう子どもたちもいる。しかし、その子どもたちの両親や兄弟姉妹の多くは、キャンプの様子を楽しそうに話していた姿を思い出し、同じような境遇の子どもたちが、同じような

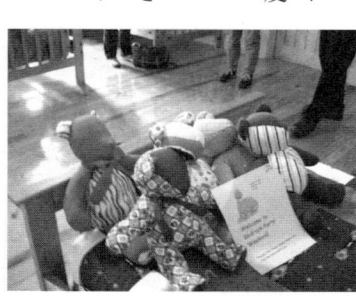

子どもたちにプレゼントされる熊のぬいぐるみ

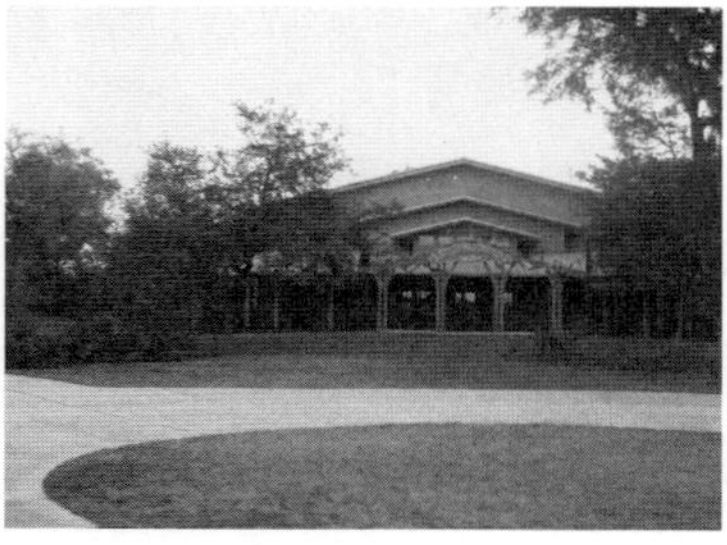

シアター

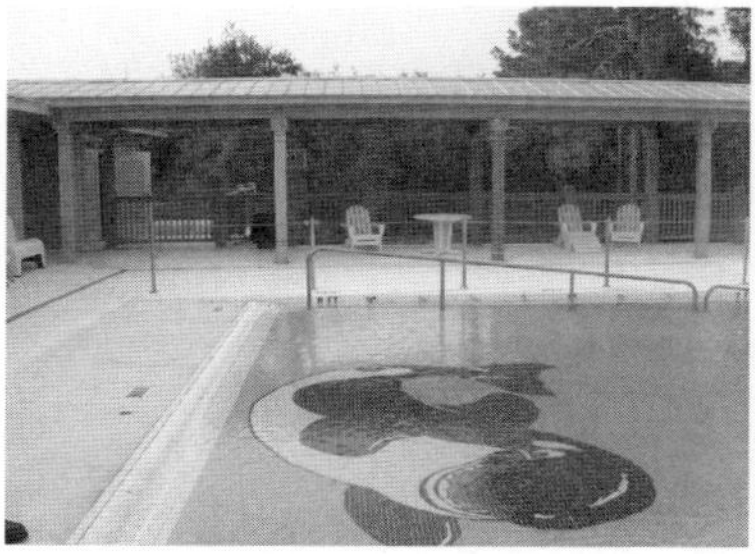

温度管理されたプール

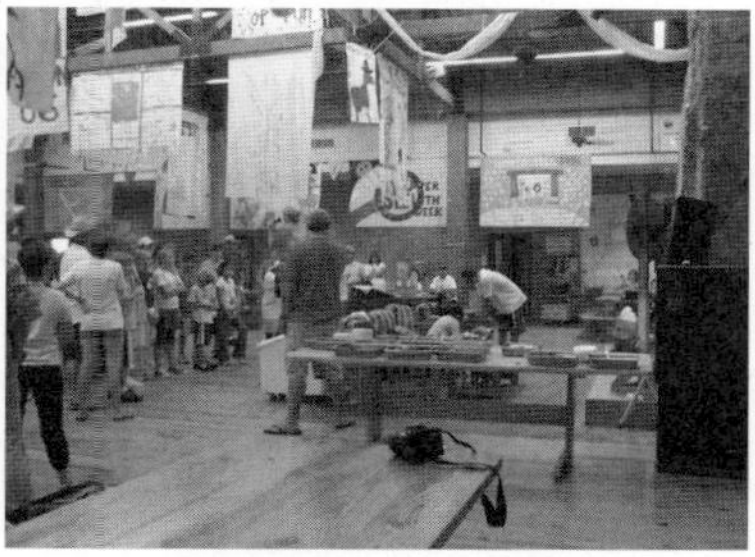

食堂でのダンス・タイム

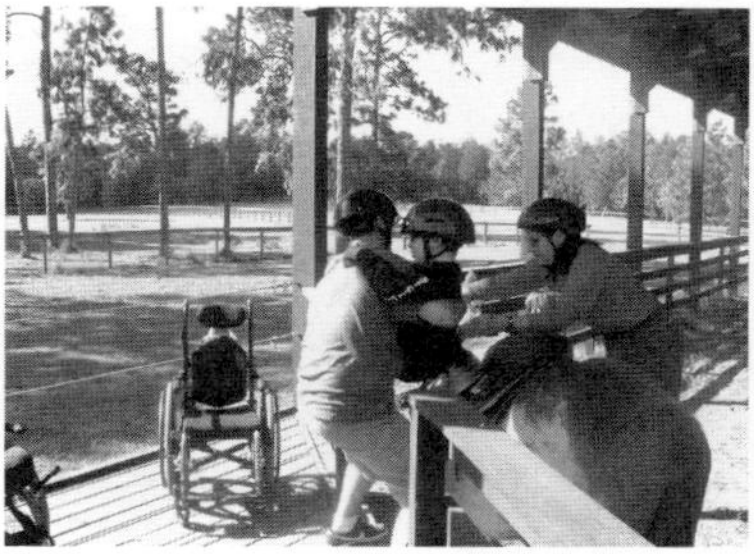

プラットホームから馬に乗る

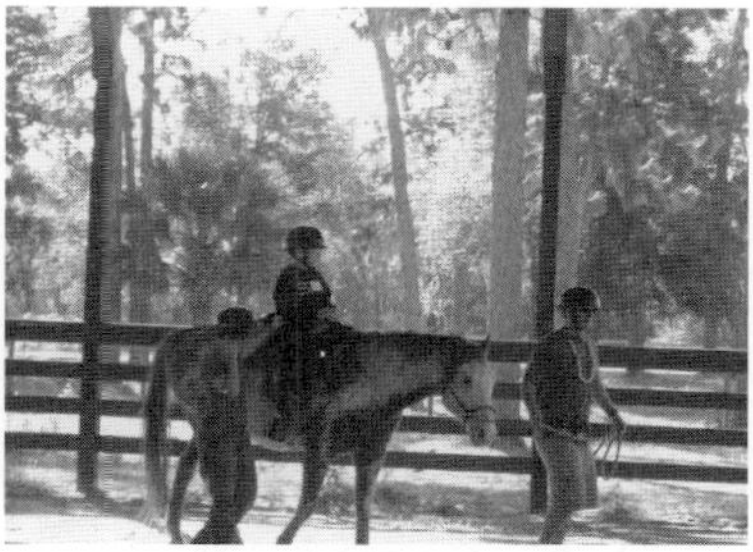

乗馬施設

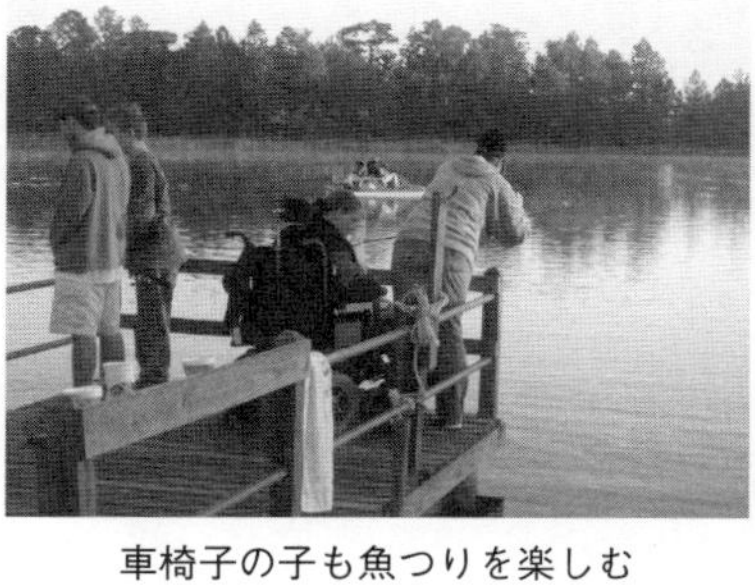

車椅子の子も魚つりを楽しむ

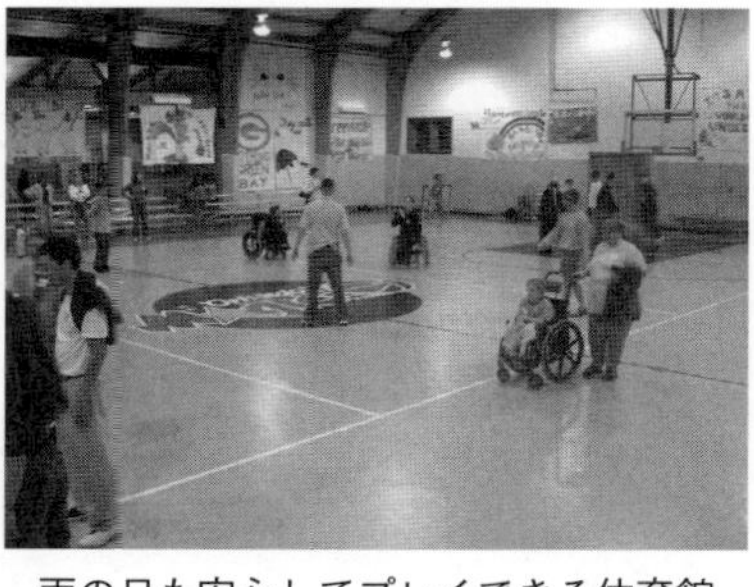

雨の日も安心してプレイできる体育館

体験をできるようにと、キャンプ・ボギー・クリークの強力な支援者や、ボランティアとなって活動を支える場合が多い。

ある親は、「この場所は、私たちの子どもの心のふるさとです。私たちはここに戻ってくることで、彼に再び会っているのです」と言って、毎年、決まった期間をボランティアとしてこのキャンプで過ごす。

敷地の一角にある木立の中に、「思い出の庭」が造られたのは、二〇〇五年である。木々に囲まれた静かなこのスペースには、ベンチが配され、キャンプの思い出をイメージさせる花壇が作られている。訪れたものは、鳥のさえずりや、そよぐ風の音を聞きながら静かなときを過ごすことができる。二〇〇六年には、初めての試みとして、子どもを亡くした家族のキャンプも開催された。子どもを亡くした親たち九組は、難病の子どもとの生活とその子を失った悲しみを分かち合った。

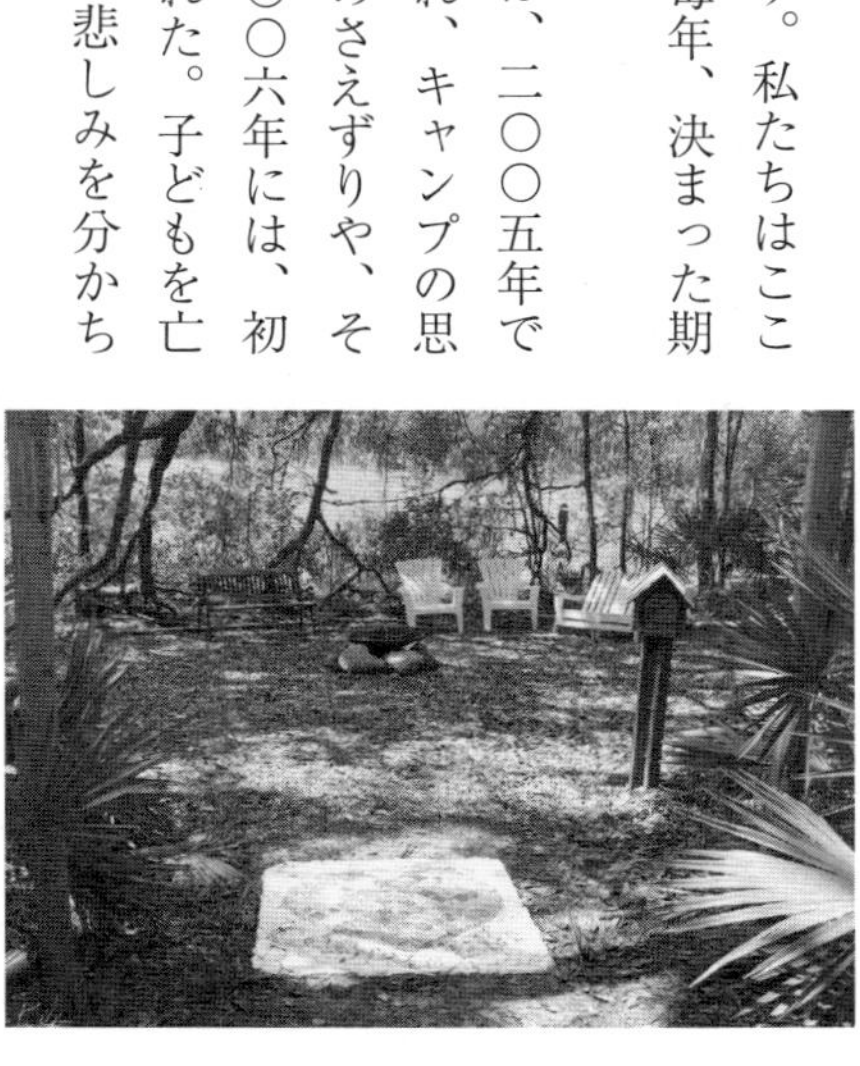

亡くなった子ども達のことを静かに思い出す庭

このキャンプに来る子どもたちは、普通の子どもと比較して、得られなかったものや失ったものも多いが、それ以上のものを、この環境は提供しているといっても過言ではないであろう。

キャンプ・ボギークリークは病気と闘う子どもや、遺された親など、多くの人々を癒すミリューセラピーの空間である。日本でもこのような施設の設置運動が始まっている。

そらぷちキッズキャンプ
http://www.solar-petite.jp/

(3)　再生の緑——沖縄

医療法人和泉会いずみ病院
「いずみの森」
基本設計　高江洲義英
実施設計　名工企画設計
施工　仲本工業㈱

沖縄県うるま市に、いずみ病院がある。病院は精神科の単科病院として、一九八五年に開院された。以来二〇余年、精神療法を中心として、ミリューセラピーを実施し続けている。

いずみ病院

「渇いている者には、命の水の泉から価なしに飲ませよう」
（ヨハネ黙示録　二一章六節）

「汝の立つ所を深く掘れ、そこに泉あり」（伊波普猷）

この二つの言葉を、座右の銘とし、この二文の中の、「いずみ」を施設の名として、沖縄の地域精神衛生の充実を目的に病院は設立された。とくに、当初から、二一世紀は科学と信仰が交叉する時代であり、精神医療を中心とした「こころの病院」を目指した。

ここの施設は、「保健生態学」や「社会生命科学」を充実させることを主眼としている。保健生態学とは、人類生態学とは異なり、健康は人間だけの健康ではなく、動植物を含めて、生きとし生けるのもの全体の健康のことを意味する。また社会生命科

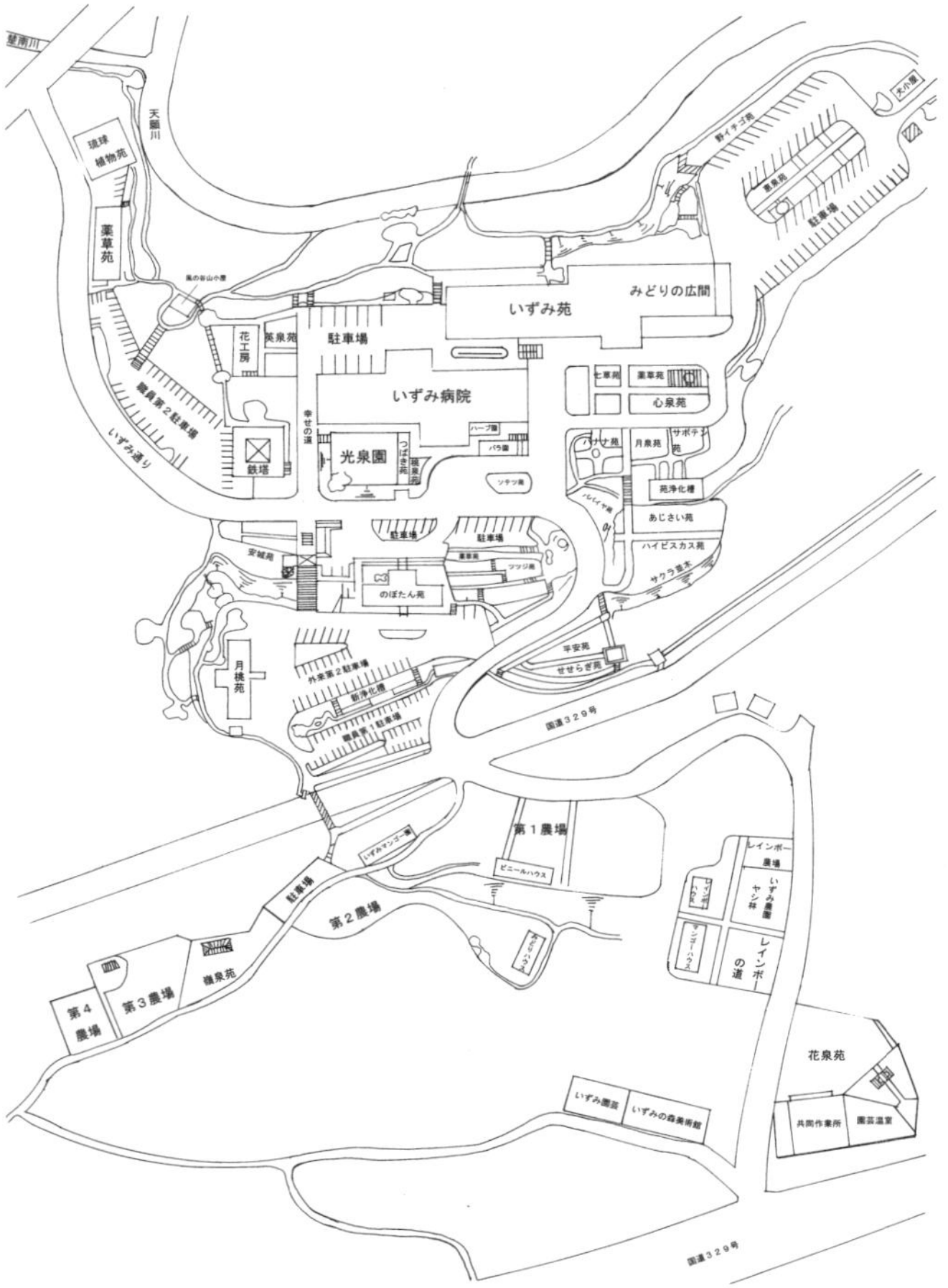

いずみ病院地図

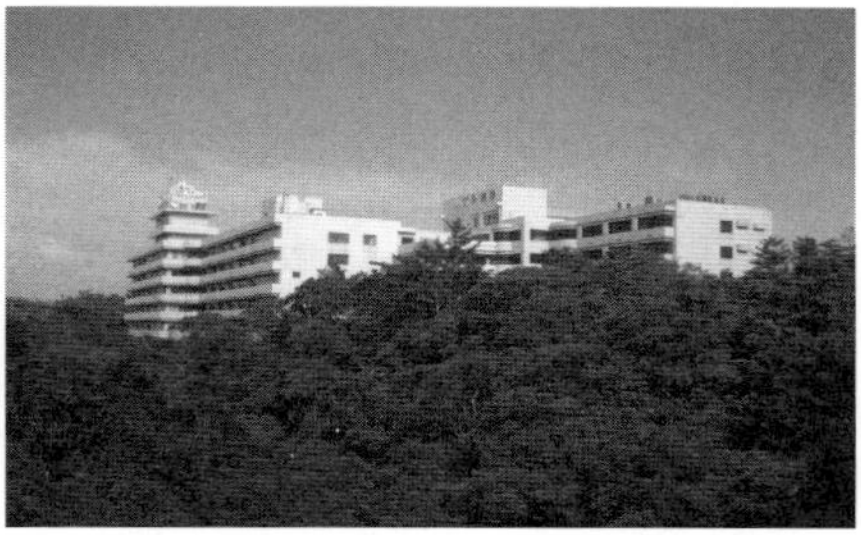

開発によってはぎ取られた
緑を再生した

学とは、自然科学でも社会科学でもなく、人文科学でもなく、科学の進展に強く社会性（倫理性）を位置づけた考えを提唱する科学分野のことを指す。これらのミッションに基づき、風土に適合する、精神科病院を運営することを目指したのである。

診療科目は、精神科・神経科・神経内科・児童相談・老人医療相談・酒害相談にくわえ、神ダーリ相談もある。神ダーリ診療は、地域に根ざした精神衛生の実践として設置されているものである。沖縄地方には、憑依現象として神ダーリと呼ばれる状態がある。これは、周囲から見ていると精神に異常をきたしたとしか思えないが、このトランス状況を脱したものが、ユタ（巫女）となる場合が多い。沖縄のユタと医師の関係は深く、「科学と宗教は異なるもの」として、切り離すことができない文化がある。この地域独特の宗教と医療の結びつきを、病める人の心を救うためには、「医者もまた、ある種のシャーマン的な役割を担わなければならない」と考える医療が、いずみ病院には存在する。

いずみの森

敷地面積は二万坪。山林開発や国道のバイパス工事に伴い、一度樹木はもちろん、表土が剥ぎ取られ、赤土の露出した敷地に、約二〇年をかけて、郷土植生に戻したのが、いずみ病院の環境である。現在、天願川のほとりから、病院敷地内は、貴重種のシダ類の宝庫となり、蛍舞う病院となっている。

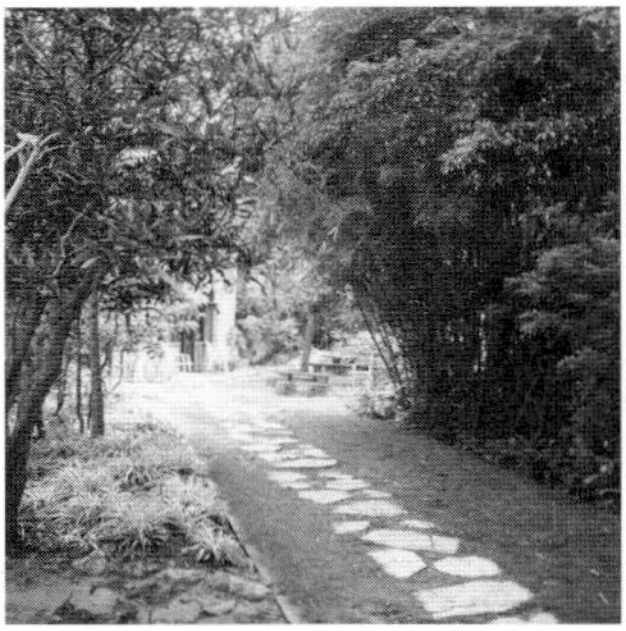

貴重種のシダが茂る森への入口

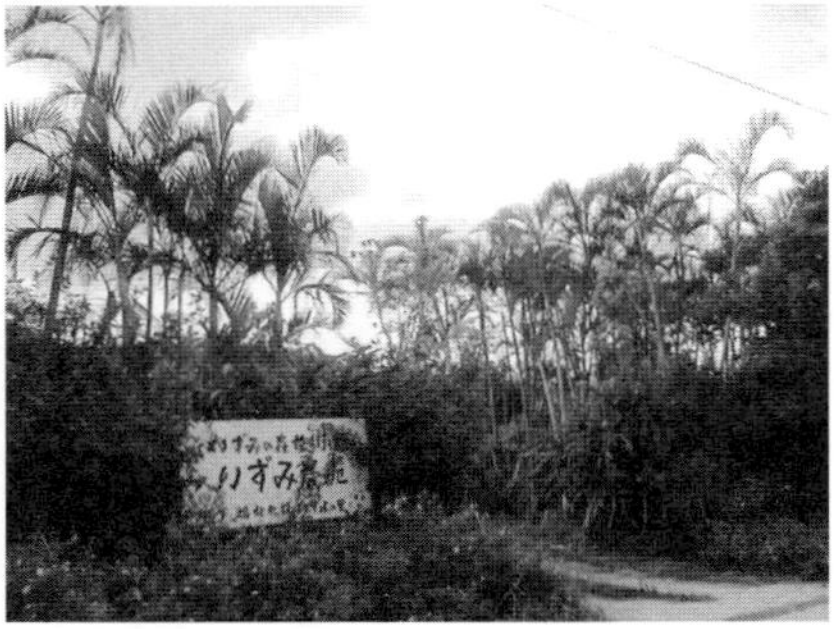

授産の一つとしてのハーブ園

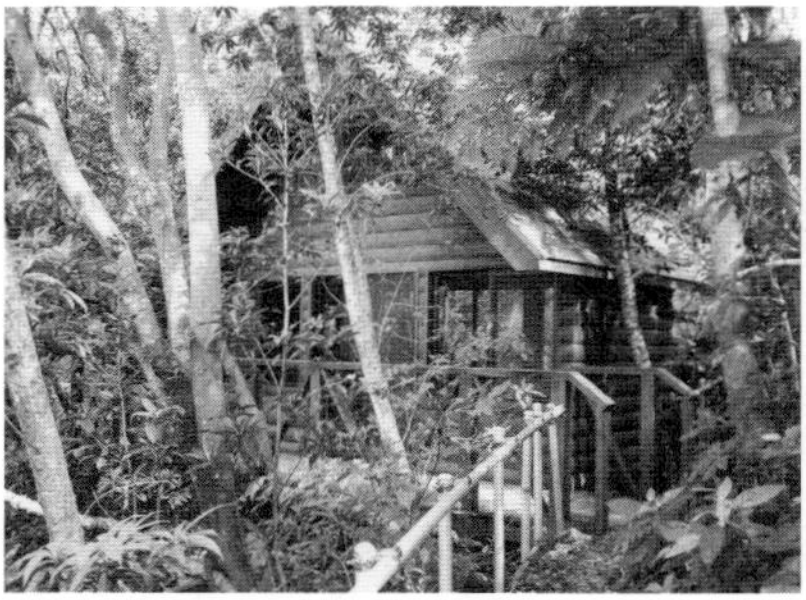

森の中の休憩所

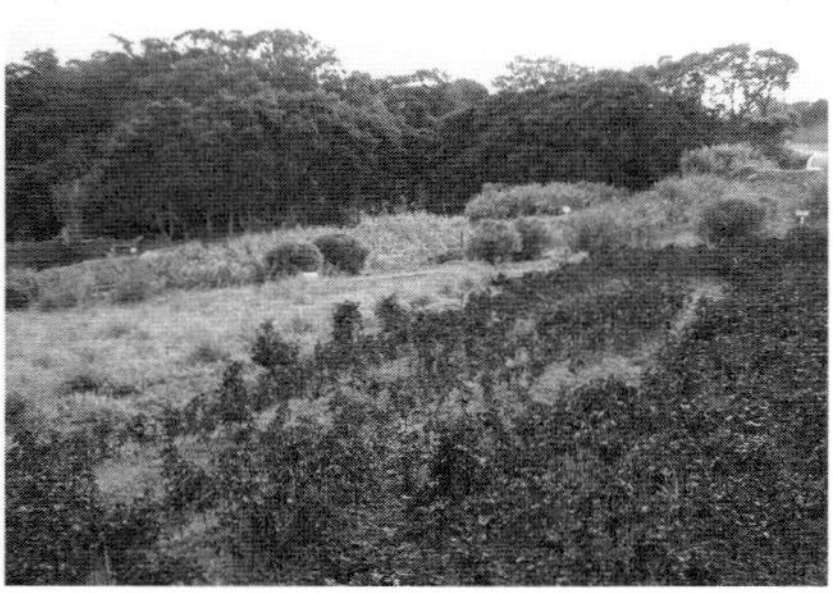

季節ごとに様々な植物が植えられる

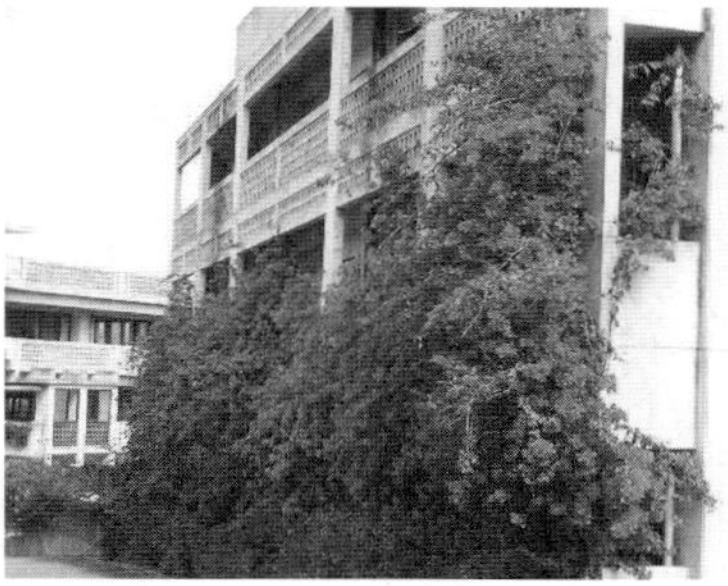

入所授産施設　琉球薬草苑

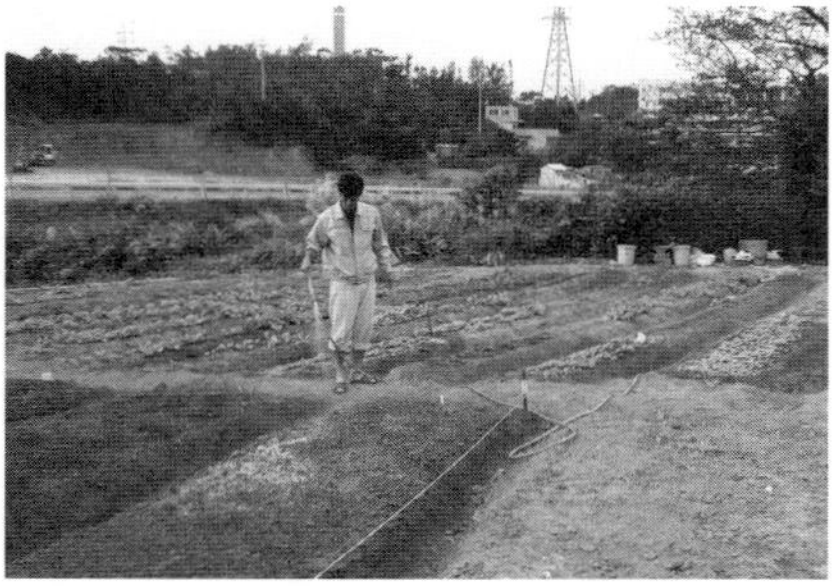

ハイビスカスティのための畑

患者とともにおこなう園芸療法は、ハーブはもちろん、ウコンをはじめ、授産作業として生業がたつほどに盛んである。一部には本格的にパパイヤ、マンゴーの栽培温室もある。これらの環境を活用し、週に一回は、「見歩く会」が、開催され、沖縄の微妙な季節の変化に気づく治療も実践されている。

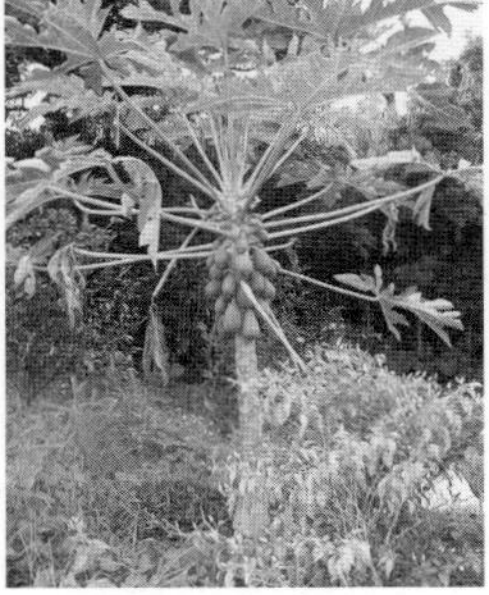

立派なパパイヤが実る

多様な選択肢

ミリューセラピーは、患者が安心して生きられるための環境が用意されていると同時に、生きる方向に向かう手段の選択が多数用意されていなければならない。その意味から、いずみ病院は、フランスの精神科医師であるJ・ウリ（二〇〇五）が述べるように、患者が、施設スタッフから強いられるのではなく、自由に選択ができ、その選択が遂行されるように、「アトリエのように自由な選択の機会の保障」が、充実しているといえる。散策の道、留まる癒しの空間、祈りのための空間、働く空間、絵画を描く空間、そして音楽を奏で、食する空間も用意されている。

J・ウリ「制度論的精神療法をいかに実践するのか？」いずみ病院編『いずみ病院紀要』第二〇号、二〇〇五年。

エコゾフィーの場

精神科医であり哲学者であったF・ガタリ（一九九三）は、二〇世紀後半から潮流となってきた生態系保全としてのエコロジーのみでは二一世紀は機能しないと論じた。ガタリは、エコロジーと哲学の概念を合体させ、エコゾフィーという言葉をつくり、

F・ガタリ『三つのエコロジー』杉村昌昭訳、大村書店、一九九三年。

世に提示した。

エコロジーの第一は、物理的な環境としてのエコロジーである。自然環境を含めた生態系を対象とする生態学的視点である。第二は精神的エコロジーである。人間の自主性（主観性）を対象とする精神のエコロジーであり、これはミリューと非常に近い概念である。第三は社会的エコロジーであり、これは社会の共同体を対象とする制度的エコロジーである。これらが、リゾーム（地下茎）を形成し、横断的に有機的に作用しなければならないと述べた。このガタリが、沖縄を一九九二年に訪れ、いずみ病院を訪問した。

ガタリは、この治療空間は、エコゾフィーの実践空間であると高く評価した。すなわち、ミリューセラピーの空間である。

（4）創出の緑——兵庫

関西労災病院は、独立行政法人・労働者健康福祉機構が運営する急性期医療を中心とした労災病院である。各種高度医療検査機器をそなえ、二〇診療科目、六七〇床のベッド規模は、阪神間の中核医療施設としての役割を担っている。

昭和二八年に建設され開院されたこの施設は、建物が老朽化した。しかし、近隣にこの規模の病院を建て直すだけの土地が確保できず、やむなく、スクラップ&ビルド方式がとられた。リニューアル工事は、一三年間におよんだ。この間、病院を取り巻くさまざまな社会事情は変化した。特に医療サービスの質の向上を求める機運によっ

独立行政法人　労働者健康福祉機構関西労災病院「いぶきの園」
設計　㈱エス・イー・エヌ環境計画室
施工　㈱竹中工務店

て、数年前から導入された診察の全面予約制のおかげで、新病院の駐車場スペースとして担保されていた空間を、病院の新しいサービスに提供することが可能となった。この空間に計画されたものが、「いぶきの園」である。

この病院を利用する患者の多くは、急性期である。したがって、「なぜこのような病気になったか」、「なぜこのような体になったか」と、発症や事故の直後は、事態を受け入れられない。このような失意の中にある患者に、いのちのいぶきを感じる空間に、するために、とくに次の視点で整備された。

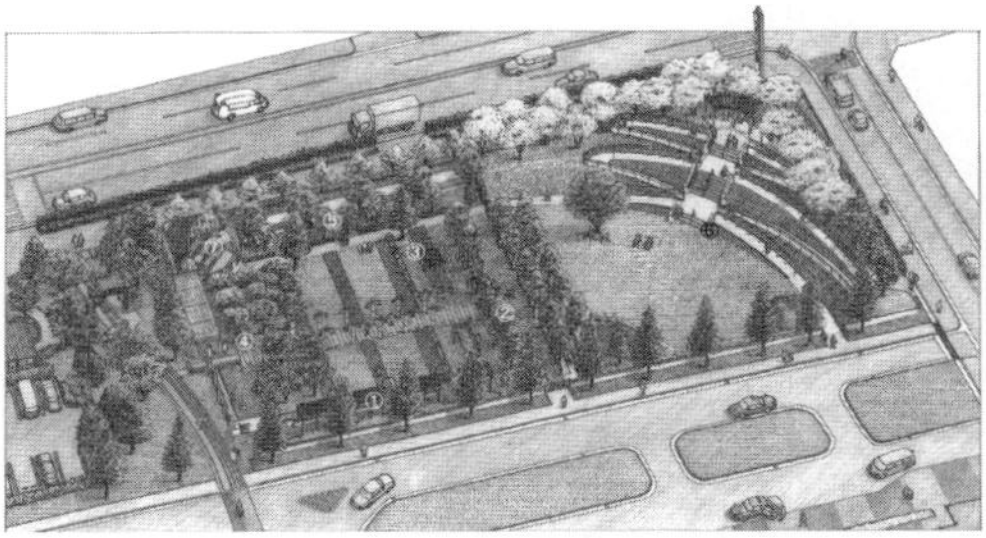

関西労災病院俯瞰図

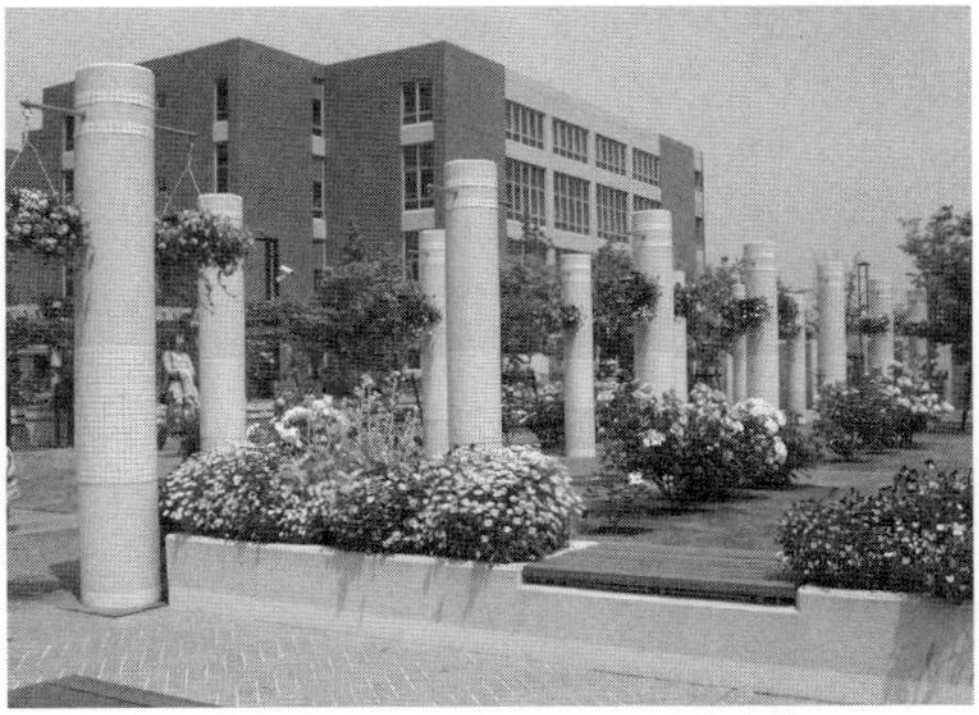

いぶきの園

① 流れる水を使い、命の循環をイメージさせる。
② たとえ真冬であっても、どこかに必ず、花が咲いている。
③ 出来る限り患者が、植物に近づける。
④ 知らず知らずに、リハビリテーションが出来る。
⑤ 悲しみを癒すことが出来る。

歩み入る者に、いのちのいぶきを

人は、病んだ時、「病を治さなければならない」と思う。しかし、その疾病が何であり、どのように対処しなければならないかを、知るためには、勇気も必要である。あるいは、重病の患者の見舞いに行くときは、どうだろうか？　足取りは、重いにちがいない。

このように、病院の門をくぐる時、躊躇しながら歩み入るものは多い。

この病院に、来院者の心の負担を、少しでも軽くし、患者を温かく迎えいれる門が必要だと考えられた。これが「安らぎの門」が作られた背景である。門には「歩み入る者には、安らぎを、出でし者には、いのちの息吹を」と刻まれている。この句は、ドイツ・ローテンブルグの南の門に刻まれた言葉の意味に近い。ジュピタール門と呼ばれたドイツのそれは、近くに、病院や宿泊施設があり、旅人たちをやさしく介抱してくれたといわれている。その門には、「歩み入るものに、安らぎを、去り行くものに幸せを」と刻まれていた。このミッションと同じように、「安らぎの門」は、病院

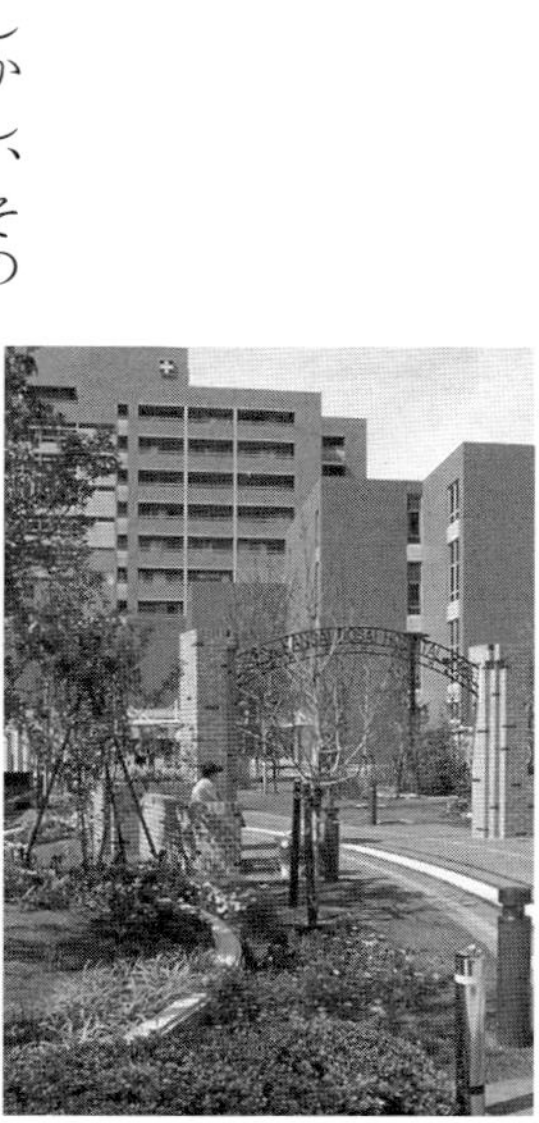

安らぎの門
病院の入口をくぐることを躊躇する患者をやさしく迎える

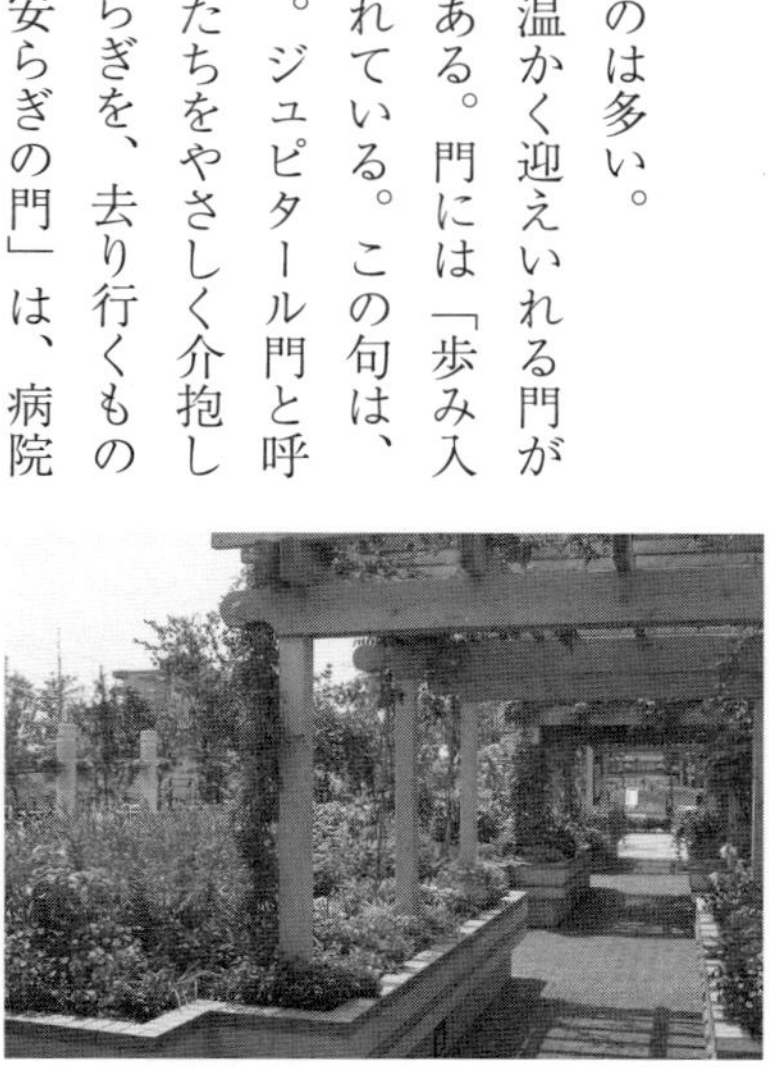

四季の庭
季節ごとに花咲く四つのパーゴラが迎えてくれる。

に足を踏み入れることに躊躇する人の背中をそっと押す役割を担っている門である。そのため、門はいつも花が咲き、四季のバラが、ゲートの大きなアーチを縁取っている。

① 四季の庭

いぶきの園の入口は、四種類の蔓性植物で覆われた四つのパーゴラがある。日本は四季それぞれに特徴的な表情があるが、その季節感を強調するために、この空間がある。パーゴラの足元の花壇は、季節ごとに異なる表情で患者やその家族を、迎え入れる。花壇は、レイズドベッド（持ち上げられた形状）となり、車椅子の目線から草花を楽しむことが出来る。

病んだ者の目線や、車椅子から腕の伸ばした位置に、花があるように工夫された結果である。

② 花の川

普通の川には水が流れ、橋が架かるが、この川は、水の代わりに花がある。花が植えられた上に橋がかかり、木陰がある懐かしい景色である。橋には手すりや、階段やスロープがあり、様々な障害に対応した訓練に供する。

③ 日だまりの庭

草原のイメージを持つ空間。日の光をいっぱいに受ける明るい場所である。歩くと

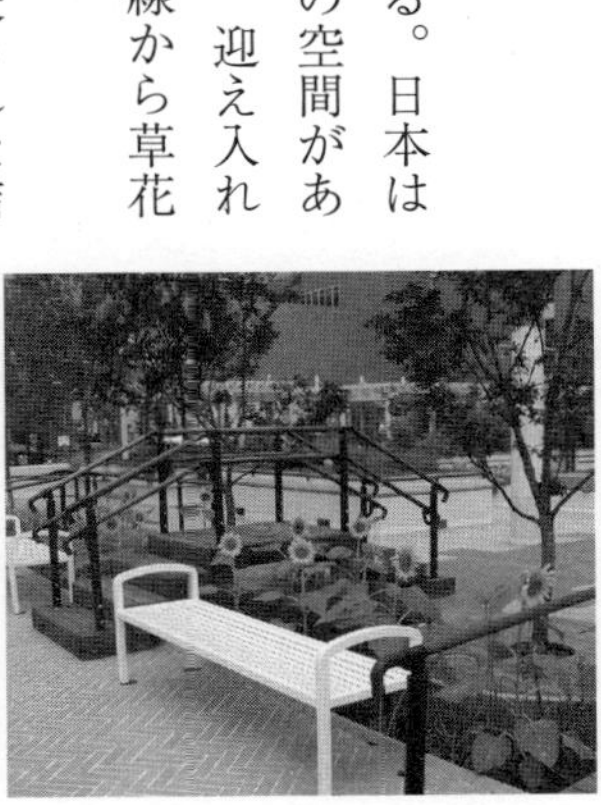

花の川
流れる水の代わりに、花が咲く川。様々な形状の橋がかけられ、歩行訓練に利用される。

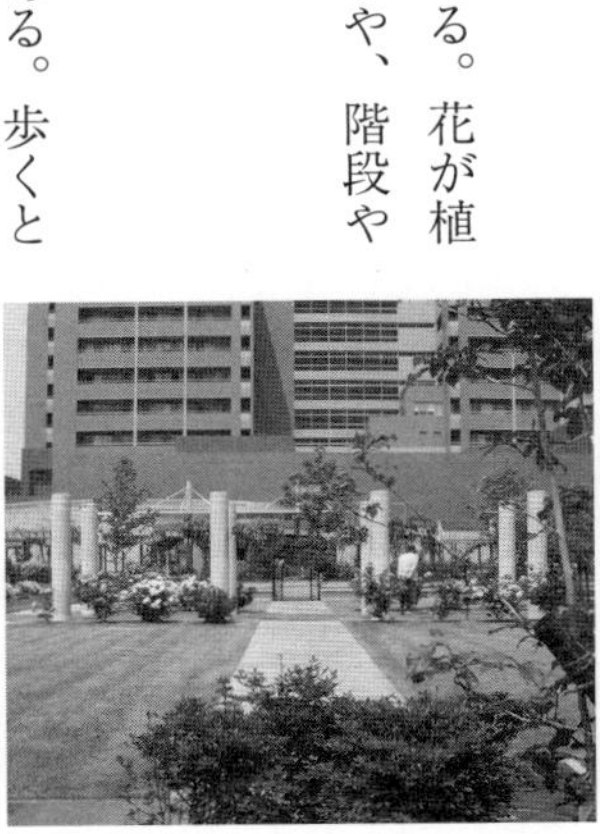

日だまりの庭
バラの花と一年中緑色の芝生が、患者と家族を癒す。

コツコツと音のするボードウォークと、花を飾るための列柱がある。真冬の只中にあっても、小さな花かごが、列柱に飾られている。寒風の中でも、一輪の花が、寒さに耐えて咲く姿に勇気を得る。

特大のベンチは、寝転ぶことが出来る。一日中病院の天井を見て、横たわる患者へ、つかの間の青空の天井を提供するためである。

④　ささやきの庭

紅葉林を抜けると、この庭の一番のハイライトゾーンとなる。壁泉が心地よい水音を立て、水のテーブルは界壁を貫通して設置され、庭の内外を視覚的に繋いでいる。透明な屋根で覆われたパーゴラは、低い壁で仕切られた四つのブースに別れている。一人になったり、家族単位での会話を楽しんだり、また病気に対する深刻な話をする時に利用される。車椅子の人と健常者の会話が弾むよう、ベンチの横には車椅子スペースも設けられている。

⑤　木漏れ日の小径

樹木で仕切られたプライベート空間と、それらを景色として楽しむ道空間である。一方を壁面で区切られているが、壁面の向こうに激しい交通量の道路があることに誰も気付かない。手入れの行き届いた小さな空間は、刈り込まれた芝生とモミジで、病者の孤独と焦りを癒してくれる。

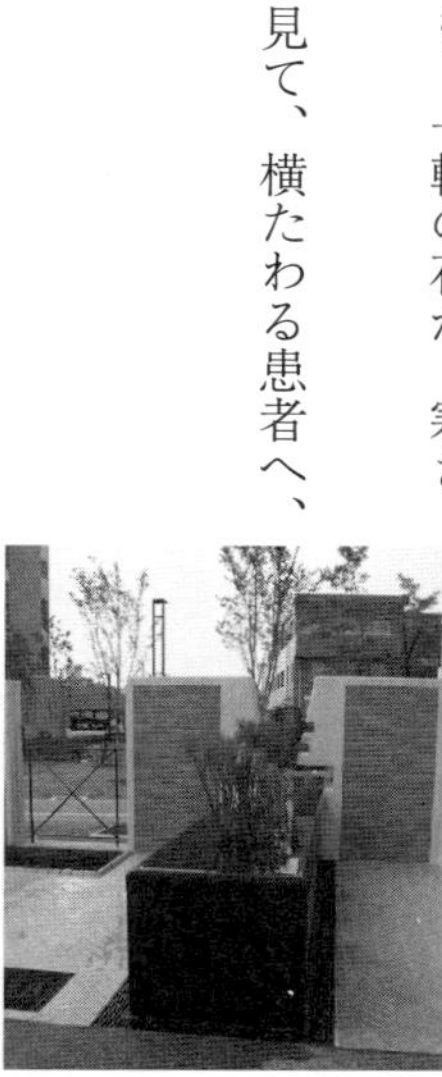

ささやきの庭
水音が、孤独を癒す空間。

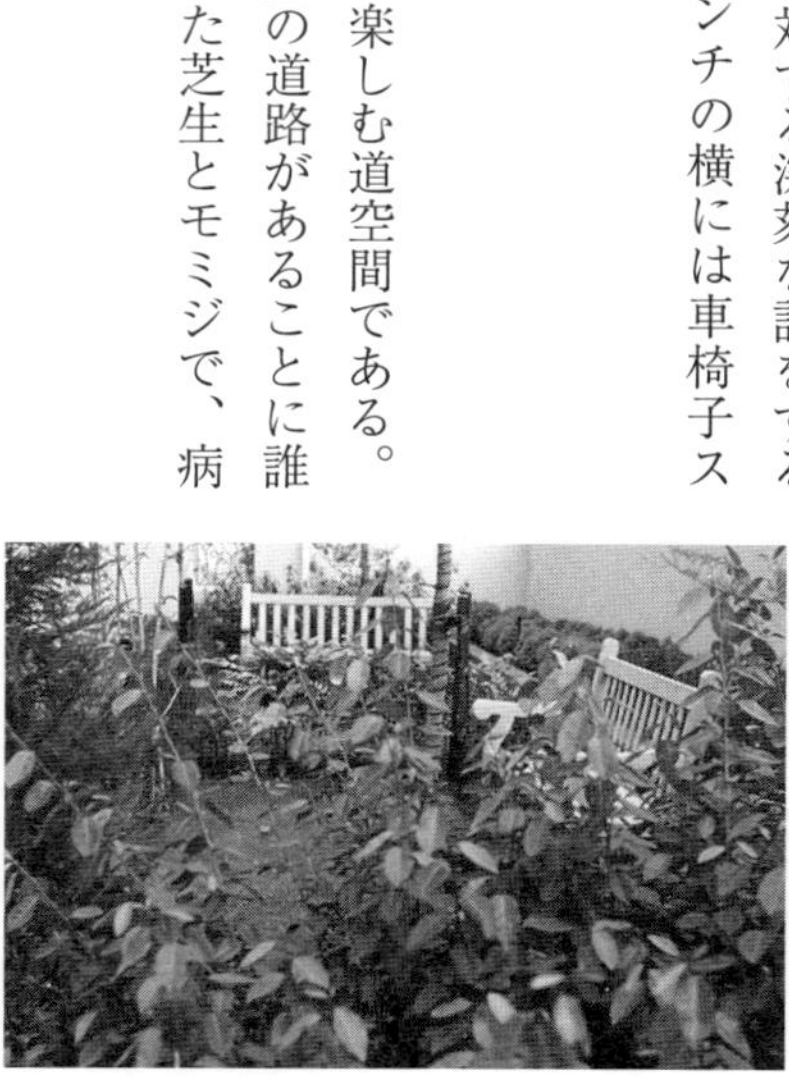

木漏れ日の小径
コンパートメント状に仕切られた空間で家族や友人と語らうことが出来る。

⑥　光の庭

ここまでの庭と対照的に、開放的な芝生広場で活発な活動がくり広げられる。背景となる丘からは庭全体を俯瞰出来る。斜面に沿って色々な傾斜のスロープが取り付けられ、車椅子走行の訓練にも用いられる。斜路は四パーセントと八パーセントの二つがあり、庭での車椅子訓練が誘発できる仕掛けである。早期離床は、早期退院や社会復帰の要になるのである。二種類のスロープを登り詰めたら、庭を一望できる展望台に着く。

⑦　思い出の庭

これまでの庭とは対照的に、小さく囲まれた特別の庭である。静かに湧き出る泉とパーゴラと壁面で囲まれた、白色の花だけで構成されたホワイトガーデンである。本来医療施設は、涙に近い空間である。危機を脱した喜び、退院、検査結果の好転、喜びの涙がある。また反対も然り。悲しみの涙もある。涙は悲しみのカタルシスである。ならば、これから病院は〝泣くための場所〟があっても良いはずである。

生きることに後ろ向きになることは、誰にでもある。言語を介在させず、自然のそばに寄り添うことによって、人は生きる方向に向き直ることがある。光、音、影、静謐、それらを多様に活用して、作られたミリューセラピーのステージである。

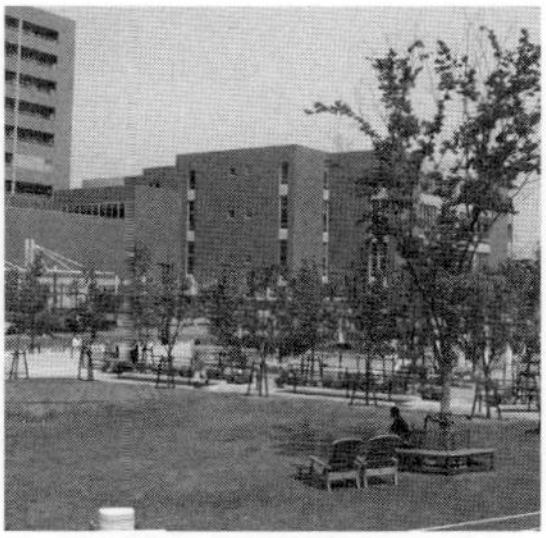

光の庭
光を浴びる、オープンスペース。大きなシンボルツリーが、芝生の上に美しい影を伸ばす。

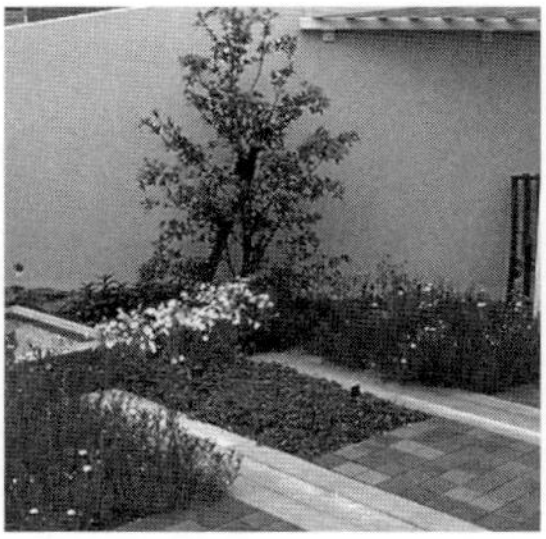

思い出の庭
思い出に浸る、自分を見つめる、一人で涙を流すなど、カタルシスに供する小さな庭。

（5）回想の緑――神奈川

都心から約三〇分。閑静な住宅地にあるこの施設は、介護付き有料老人ホームである。敷地面積は一万七千平方メートル。約五千坪の敷地の六割を庭が占める。居住棟の居室数一〇五、介護居室二一。すべての空間がゆったりと作られている。

この居住棟に住まう人々は、現時点では介護の必要のない、元気な高齢者である。彼らに介護が必要になったとしても、介護サービスは居室で受けられる。さらに手厚い介護が必要になったときには、介護居室に移ることが可能である。

都心からのアクセスを考えると、恵まれた空間と安全な生活システムといえる。この恵まれた空間が、「終の棲みか」として機能するために、この庭は考えられた。

コンフォートガーデンあざみ野
設計　㈱エス・イー・エヌ環境計画室
施工　東急建設㈱

記憶のシステム

人間の記憶には、「短期記憶」と「長期記憶」がある。見たり聞いたりしたものの多くはすぐに忘れ、そのうちの少しが記憶に留まる。これが「短期記憶」である。「長期記憶」には「エピソード記憶」や「意味記憶」、あるいは「手続き記憶」などと呼ばれるものがある。体験した出来事に対する記憶が「エピソード記憶」とよばれ、「意味記憶」とは誰もが知っている知識であり、車の運転など、体で覚えたことは「手続き記憶」といわれる（浅海・守口、二〇〇五）。認知症高齢者の場合は、「手続

浅海奈津美・守口恭子『老年期の作業療法』鎌倉矩子・山根寛・二木淑子編、三輪書店、二〇〇五年。

き記憶」に働きかけると、記憶の糸口が見えることが多い。そして、そこからスルスルと、眠っていた記憶を手繰り寄せることができる。

回想法

さて、来し方の人生を思い起こし、その人生の意味を確認するものに、回想法と呼ばれるものがある。回想法（Reminiscence）は、「クライアントが、受容的、共感的、非支持的な、よき聞き手とともに、心を響かせあいながら、過去の来し方を自由に振り返ることで、過去の未解決の葛藤に折り合いをつけ、そのクライアントなりに人格の統合をはかる技術」とされている（黒川、二〇〇五）。心理療法の一つである回想法は、言語を介在させ、自らの人生を語ることから、「ナラティブセラピー」（物語セラピー）と近似であるといわれる。

回想法は通常の場合、室内で実施される。認知症の対象者の場合は、昔懐かしいおもちゃや、写真を介在させることもある。この回想法に供される外部空間として、この施設の庭は整備されたのである。

黒川由紀子『回想法――高齢者の心理療法』誠信書房、二〇〇五年。

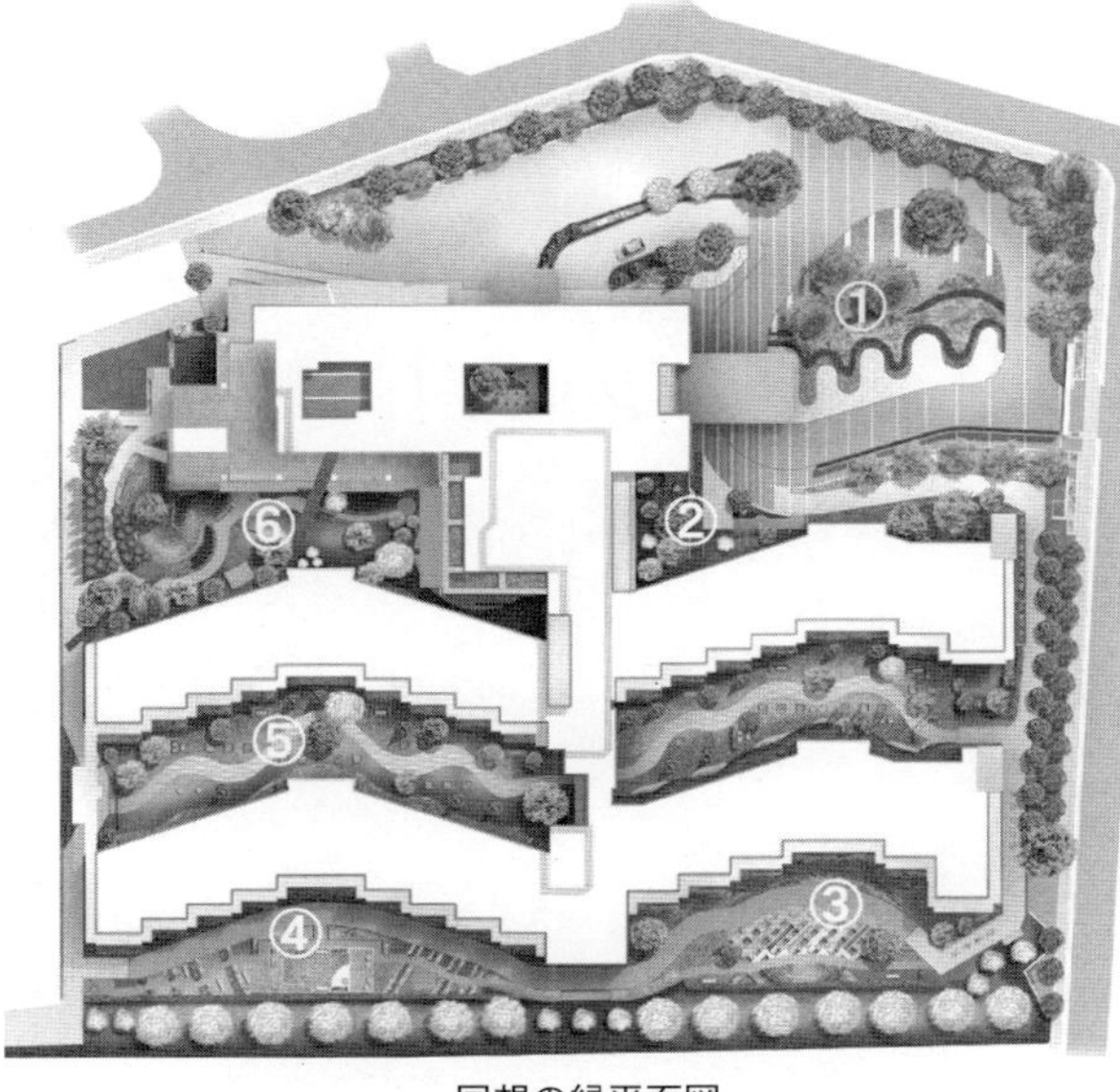

回想の緑平面図
①藤の庭、②星の庭、③ささやきの庭、④移ろいの庭、⑤いとしの庭、⑥里山の庭

人生を振り返る散歩道

この施設の入居者は、認知症や加齢による身体麻痺のケアを必要とするものはまだ少ない。ほとんどが自立した生活を送っている。しかし、中には引きこもりがちな一人暮らしの利用者もいる。このような対象者を予想して、歩きたくなる散歩道を整備している。四季折々に変化を見せる道は、緩やかに人生を振り返り、エピソード記憶に働きかけ、来しかたの人生を肯定し、未来に向かって歩める道である。庭全体で約一キロメートルある。必要に応じて、専任スタッフである園芸療法士が、この散歩に付き添う。

① 藤の庭

エントランスには、白藤が植えられている。春の夜には、暗闇の中に、白く輝く三〇メートルの藤棚が、入居者を癒すとともに、近隣の居住者にも、オープンスペースとして、美しさを提供する。白砂を引いた向月の丘は、秋には、十五夜の月を迎えるには最適の空間となる。藤も月も、日本人には懐かしい風景の要素である。

② 星の庭

影があるから光が美しい。庭の一角は、陰が美しい空間がしつらえられ、暗さの中の濃淡を表現している。苔や日陰に咲く植物や丈の短い植物に、小さな花を見つける

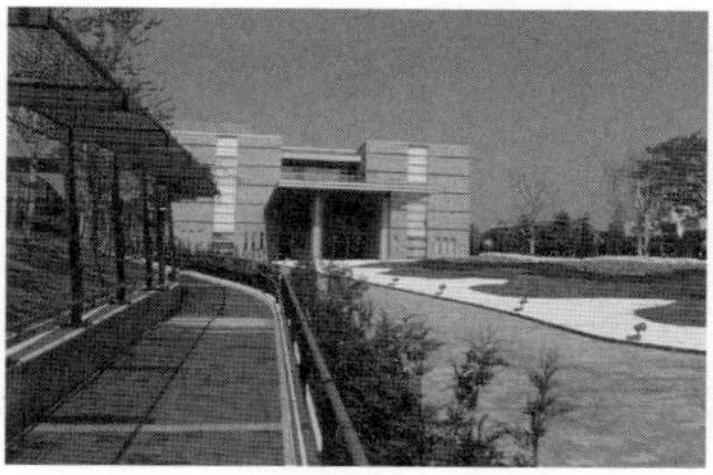

藤の庭
春には白い30メートルの藤棚が居住者と近隣住民にも提供される。

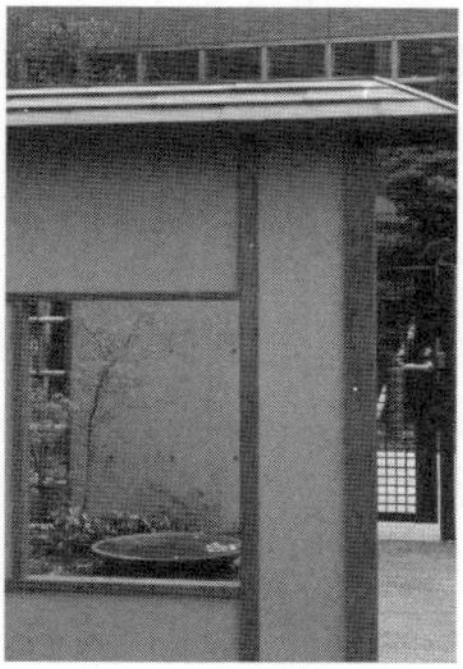

星の庭の入口にある「中くぐり門」

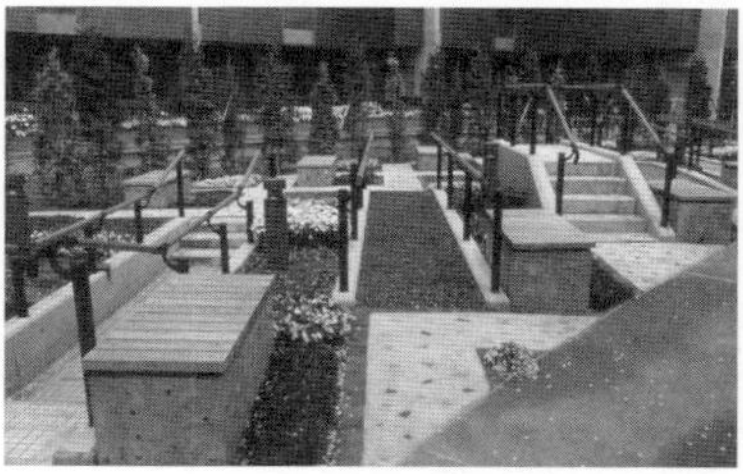

ささやきの庭
様々な歩行訓練や散策に利用される道。

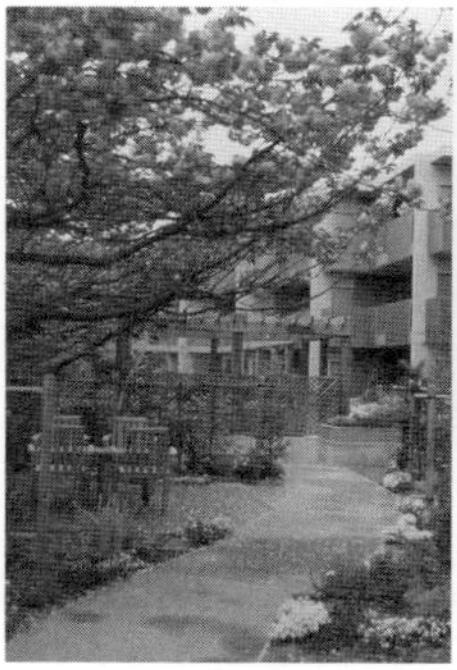

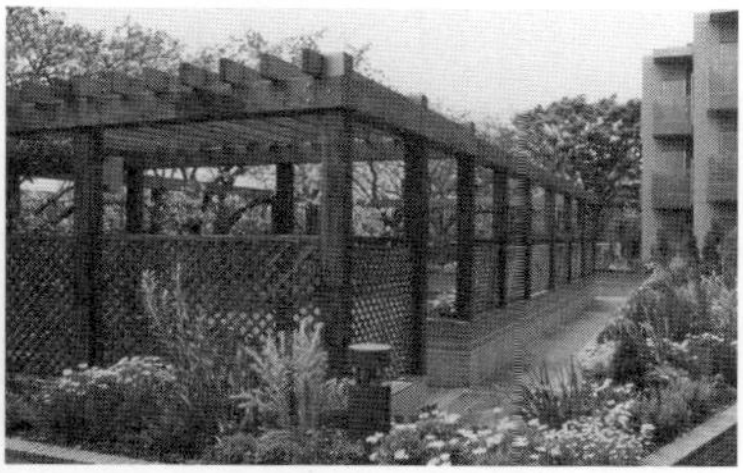

移ろいの庭
桜の咲く散策道―桜の木の下では食事やお茶も可能である（左）
ラティスで囲まれた庭は夜香木や風蘭など、たそがれに香る花々が咲く（右）

しみじみとした楽しさがある。

③　ささやきの庭

水の中を歩く道。石の上を歩く道。ハーブの上を歩く道。様々な歩行に適した道があり、はだしになって、歩いてみることができる。足裏から伝わる自然の刺激は、知覚を活性化する。

④　移ろいの庭

「たそがれの庭」とも呼ばれるガーデンは、夕方から夜に咲く花を植栽している。夜に咲く花は、ほとんどが白い。また馥郁とした香りを持つ。これは、月の光の中で美しく咲き、虫たちを呼ぶためである。高齢になると、夕暮れは寂しい。その寂しい時刻が、楽しみな時刻に変化するために、「たそがれの庭」がある。

⑤　いとしの庭

居住者には、海外生活体験者も多い。欧米の庭先のようにしつらえられた空間は、一区画ごとに仕切られた花壇があり、自分で花を植えても良い。バラの花咲く空間で、朝食がとれるように小さな空間がある。

⑥　里山の庭

とくにエピソード記憶に働きかけるために整備した空間である。棚田、水車、柿の木、竹林、井戸にポンプ……。どれをとっても、なつかしい風景が、言語を介在させることなく五感からの刺激を通して、自分の人生を振り返るミリュー空間である。

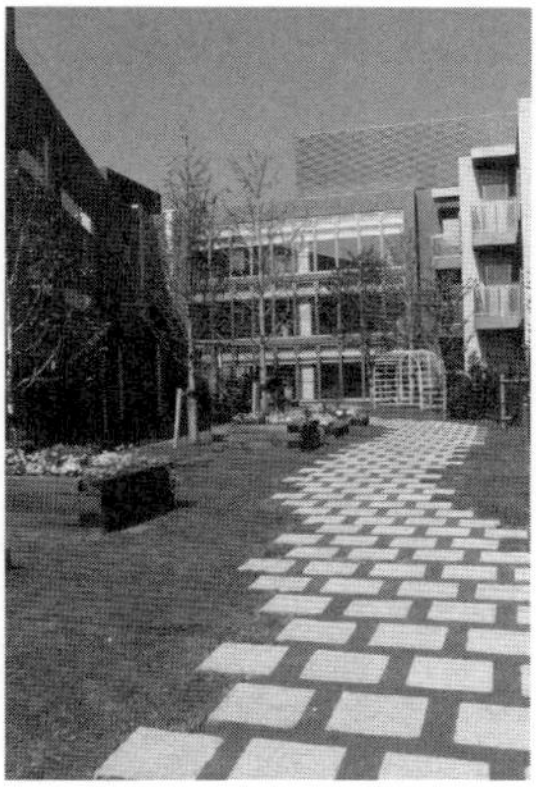

いとしの庭
居住者の好みで様々に植栽される空間。

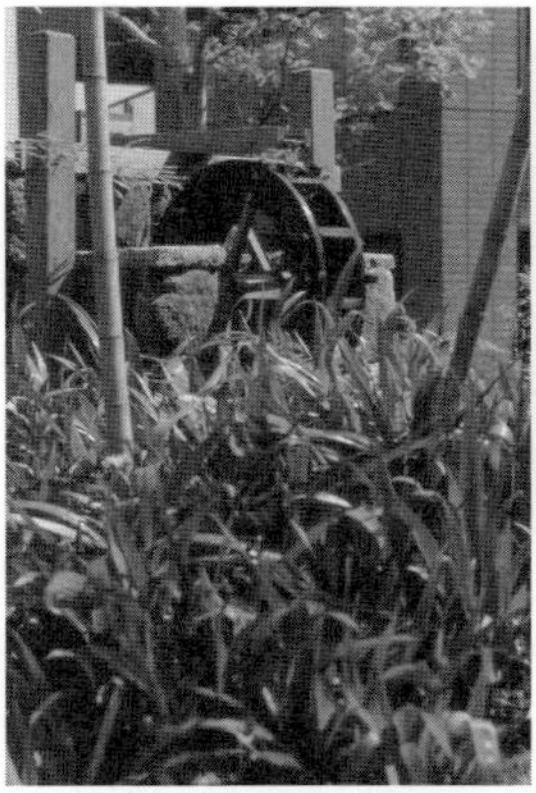

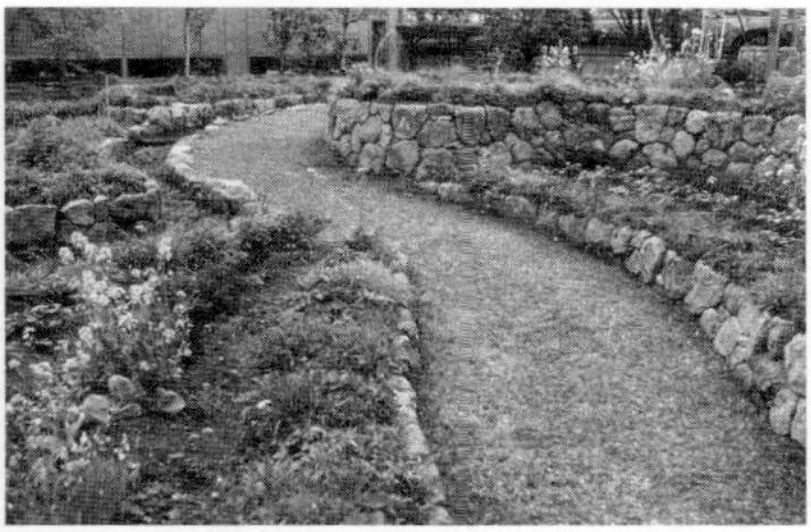

里山の庭
水車、棚田、あぜ道、回想しながら歩く道。

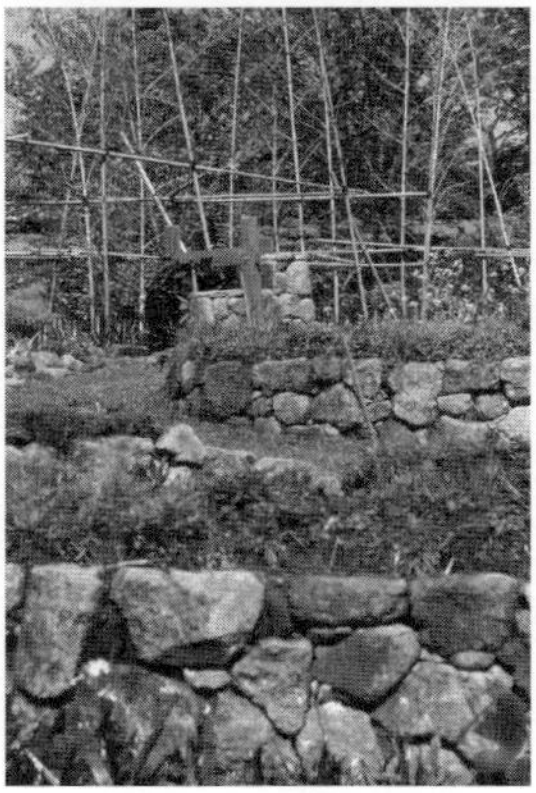

年老いても、自然と向き合いながら、人生を肯定し、仮に認知症が進んでも、包み込まれる空間から、五感を通して、様々な記憶に働きかけ、少しでも認知症の進行を遅らせ、より良い人生の終をむかえるために、詳細に考えられ、整備されたミリューと評価できる。

2　セラピーの事例

ここまではミリューの空間事例をあげてきた。ここでは実際のセラピーの例を一つあげたい。

ある抑うつの女性

症例は、四〇代女性M。糖尿病および糖尿病性網膜症がある。

二人姉妹の次女として出生。母親は嫁姑問題から、姉妹に暴力をふるった。Mは小・中・高校時期、学内でのいじめの対象でもあった。高校時代から感情が不安定になると自傷行為がみられた。高校卒業後は、対人関係の問題から職を転々と替わる。この頃から過食傾向に歯止めが利かず、また感情のコントロールも利かず、多量の買い物をするなど社会的にも多くの問題行動があった。

あるとき、母親が突然死をする。これによって錯乱状態をきたし、過呼吸による失神を繰り返し、持病であった糖尿病のコントロールもできず、二〇〇四年春より病院へ半年間入院。一旦退院するが、恐怖心、不安感、被害念慮などが顕著となり、翌月再入院。

このMへのミリューセラピーは、四月~七月の四カ月間実施された。前半二カ月は週二回、後半二カ月は効果が確認されたために、週一回とした。Mのミリューセラピーは、四タームに分けることが出来る。

① Mの内在する表現の発露を誘導する。

② 関与によって、内的自己を見つめる準備をする。

③ 表現可能状態を保証する。

④ 理解と共感状況をへて自己同一性の確保をめざす。

Mの状態変化の様子は以下の通りである。

表現準備状態

初期面接では「母親を思い出すから、花は嫌い」と否定しながら、一方「この療法は、個人でするのか、グループでするのか」と問い、個人セッションであることがわかると安心する。初期面接用に用意した一二枚の風景写真に対して、一枚一枚コメントを呈し、通常一五分程度の風景の解説は二〇分以上となり、面接は四〇分に及んだ。面接終了時「たのしかった」という。

数日が経過し、Mに廊下で呼び止められた。外は、桜が満開で、そこにシトシトと、春の雨が降っていた。暗い廊下でMは、「私は、このサクラを使って、何かしたいんです」と、サクラを描きたい意志を告げた。否定しながら肯定する、Mの表現準備状態である。

内的自己を見つめる準備

〈セラピストと庭を歩く「センサリーツアー」〉

「見える草花」や「聞こえる音」を互いに確認しながら、自然を感じ、草花を摘む。このようなセンサリーツアーを実施した後に、Mが表現した最初の作品は、サクラの花びらを絞った花汁で描いた「サクラ」という作品であった。

これよりMは、庭を散策し、気に入った植物を採取し、その草汁もしくは花汁を絵具として、絵を描くことに志向してゆく。毎回セッションの最後は、その作品のイメージに合わせて、一二枚の色用紙から台紙を選び、最後に落款した。施設周辺の森をセラピストとともに歩き、何に目を留めたか、ということと同時に、この一二色の選択は、Mの、心的状況を表象するものであった。

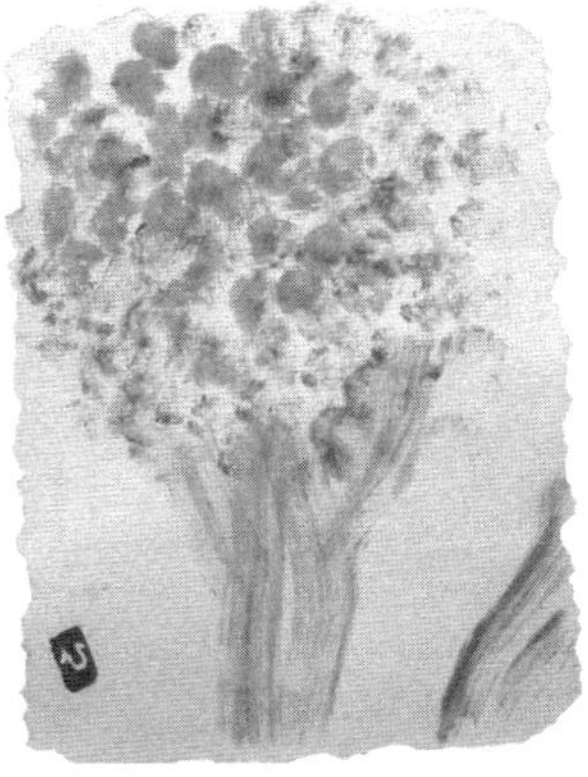

サクラの花びらで描かれた絵

表現可能状態の保証

セッションの回数を重ねるごとにMは自分の話をするようになった。絵を描くことによって、心が晴ればれすること。絵を描きためて、いつか展覧会を開きたいこと。母親の育てていた植物を、今度は自分が、絵の材料として利用できることなど。

安定したセッションが出来るようになったことから、セラピストはMに、朝顔の種を播き、育てることを提案した。その理由は、〝開花した花汁を絵具に使うため〟と、説明した。Mに失敗させないために、朝顔の生育不良も想定し、ベゴニアの小さな苗も植えた。この時からMは、植物を描くことと、育てることの二種類の象徴的表現手法を実施することとなった。

この時期、Mは担当医が移籍することを知らされるが、その不安感を「あやめ」と「鳥」で表現する。

理解と共感状況

Mは、担当医が移籍するという不安を持ちつつ、時には同室の患者を誘い、朝顔とベコニアの水やりを日課とした。これまでケアされていたMは、ケアしなければならない対象として、小さな植物を眺め始めた。

やがて朝顔が咲き、ベコニアが多くの花を付けた。Mは朝顔の汁を搾り、朝顔の絵

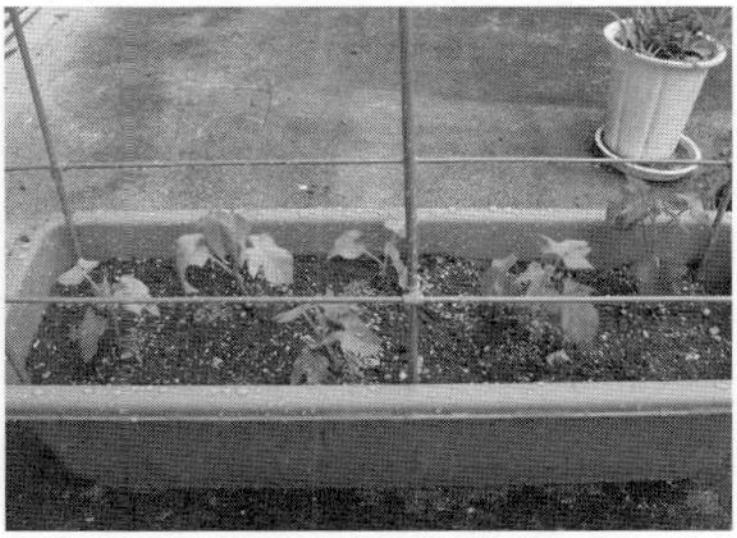
朝顔を植え始める

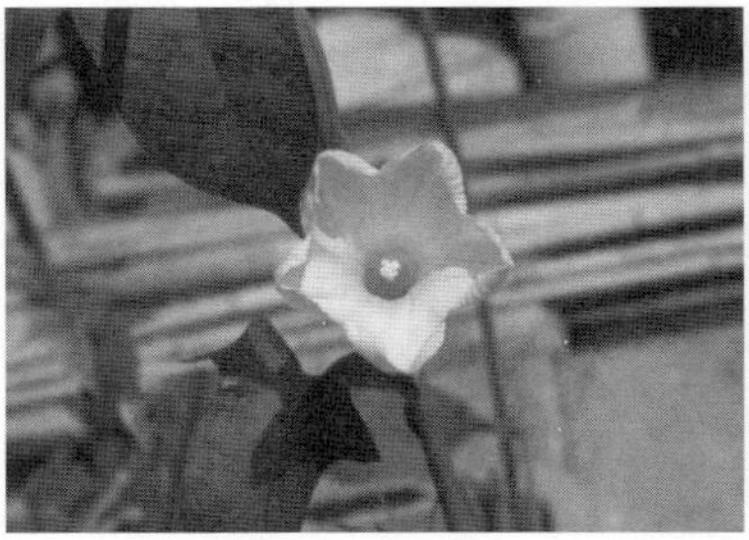
咲いた白い朝顔

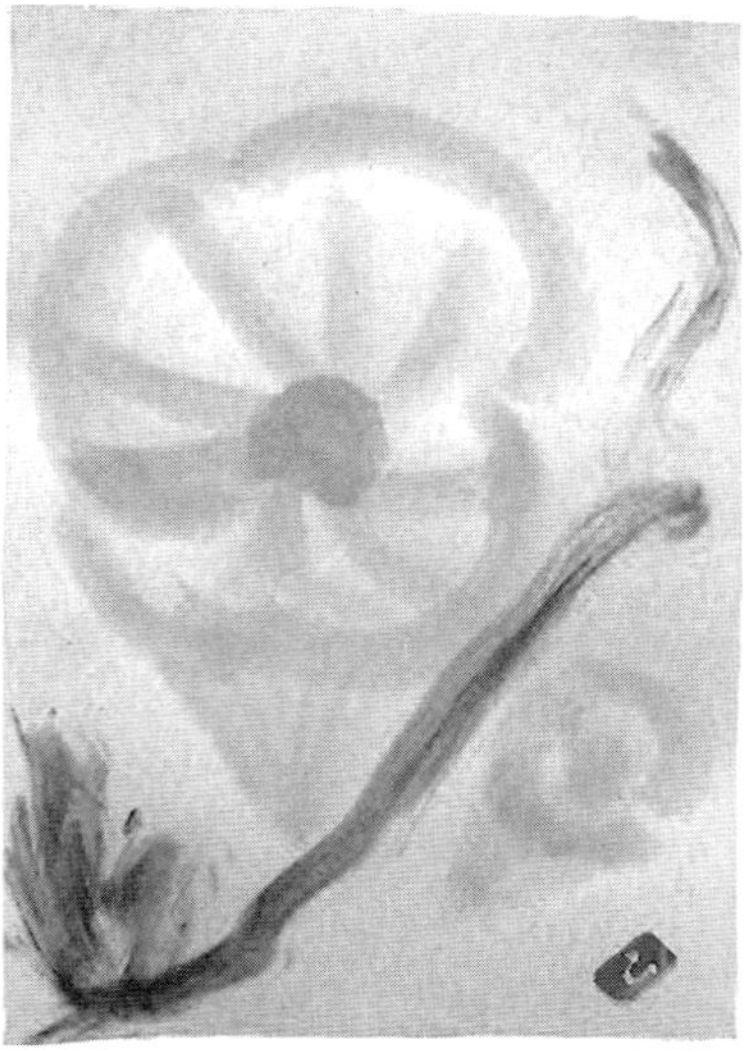

朝顔

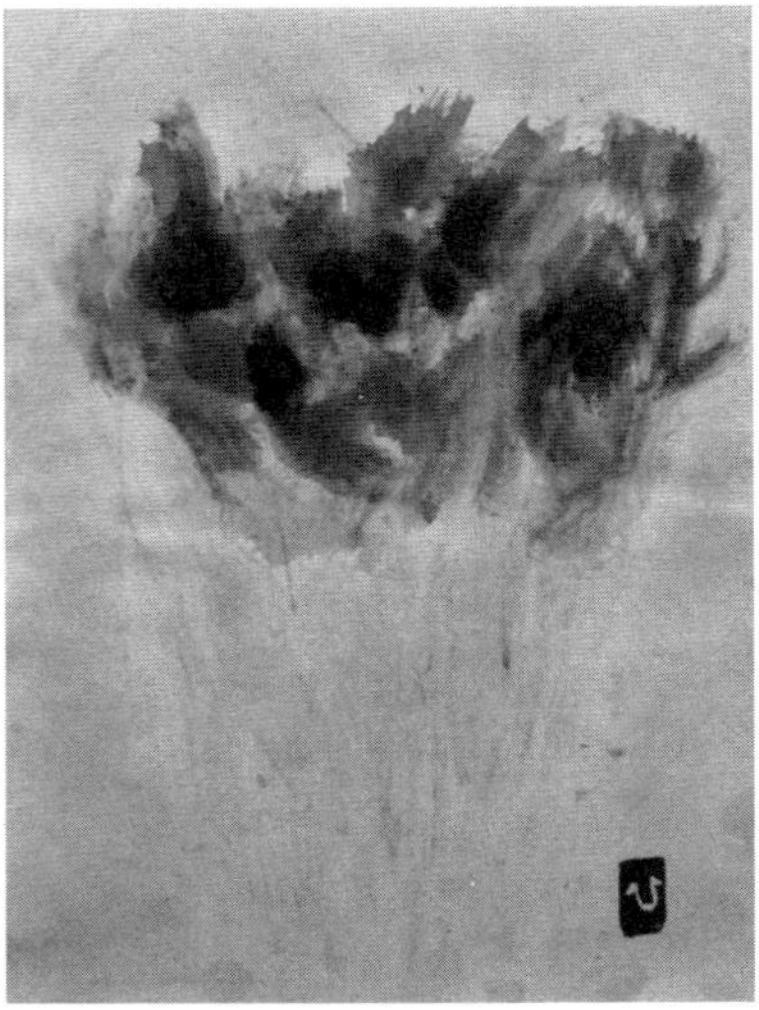

あやめ

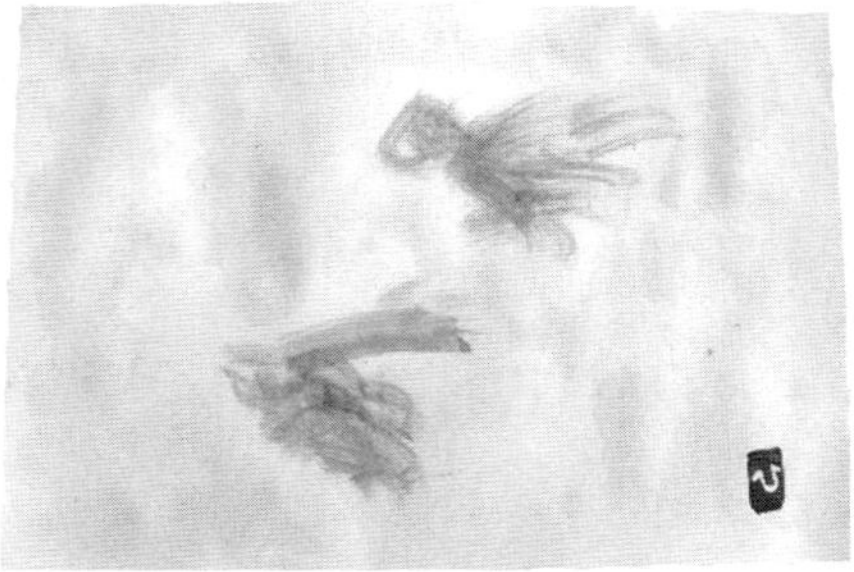

鳥

を描いた。ベゴニアは煮汁をとって和紙を染め、台紙とした。Ｍは素材すべてが「自然」であることにこだわり、煮出すための水も雨水を使った。

自己の回復

セッションの最終日には、一八枚の作品を壁に貼り、展覧会をおこなった。Ｍは、同室の患者を展覧会に招いた。Ｍは展覧会で、他の患者にそれぞれの絵を描いたときの気持ちを説明し始めた。

担当医の手のひらで包み込まれたい感情を「あやめ」で表現し、担当医のもとに飛んでいきたい願いを、「鳥」で表現したことを、このとき初めて言語化した。

園芸療法の関与の経過は以下のようになった。

「患者の表現準備状態」↓「表現手段の可能性の列挙」↓「患者の表現手法の選択」↓「表現」↓「植物を育てる行為」↓「新たな表現手法」↓「言語化」↓「自己同一性形成を目指す」

Ｍは、花の好きだった母親との関係性を、植物を介在させながら客観的に見つめ、象徴としての自己表現をおこない、「今の自分」から「目指したい自己像」をイメージし、生きられる時間と空間を見出し得た。

もう一回のセッション

こうして、毎週おこなわれたセッションは、四カ月を経過して終了となった。Mは、医療施設から支援施設に移り、予後も良好と伝え聞いていた。

ある日、廊下で、外来受診するMと出会った。うつむき順番を待つMを見つけ、こちらから、「調子はどうですか」と、声をかけた。

Mは、元気なく、「先生、あの四カ月は、私には夢だったのです」と答えた。移った施設で、Mは再び、自己を見失い、自尊心の低下、無価値観への傾向、など寄る辺ない状態にあった。そこで、日をあらため、一回のセッションをもった。

セッションは、Mの植えた、朝顔の前で始められた。朝顔は、冷たい秋風の中に、みすぼらしくちぢみ、枯れていた。セラピストは、小さなザルをMに渡し、なにも言わず、朝顔の種を取り始めた。枯れていた朝顔には似合わず、大きな丸い種が、ギッシリと詰まっていた。

ザルの底に集められた種を二人は眺めた。「来年、これをMさんの施設の庭に、蒔きましょうね。今年と同じ、白いきれいな朝顔が咲きますよ。一年後です。」

Mは、涙ぐみながら、「夢ではなかったのですよね」と言い、春には、必ず朝顔の種を蒔くことを約束した。

まとめ

本症例は、ミリューセラピーの中でも、とくに園芸行為にまで、対象者をいざない、その表現手段として絵画を活用したものである。したがって、この治療過程をミリューセラピーの中の園芸療法と絵画療法の合体と呼ぶことも可能である。

本ミリューセラピーは患者の心と体が、生の方向に向き直るための手段の一つとして有効であったと評価できる。F・ナイチンゲールは、『看護覚え書』（二〇〇二）の中で、自然は必ず患者の顔を光に向って向きかえさせると述べている。セラピストは、植物のいのちに共鳴させるために、患者のレセプターを磨き直し、チューニング作業を行い、生きられる時間と空間を、患者自身が獲得するためのサポートをおこなうのである。

F・ナイチンゲール『看護覚え書』薄井担子訳、現代社、二〇〇二年。

セラピストの仕事は、非指示的でありながら、生への援助（Motivate-Support for Living）をおこなうことであると言い換えられる。この視点からいうと、リハビリテーション分野での、急性期における障害受容の役割や、ホスピスケアにおける、残された生きられる時間と空間の意味を問い直す視点での、ミリューセラピーの意味は大きい。

終わりのないセラピーが存在しないように、植物を介して、患者の自己同一性形成の方向が確認でき、目標に達したときが、セッションの終了である。セラピストが退却した後の、「患者と植物のある風景」を常にイメージし、患者と植物、そしてセラピストの距離をいつも確認していなければならない。セラピストが存在した位置に、いつしか植物が育ち、あたかも、そこには〝何ごともなかった〟かのような退却の仕方が、ミリューセラピーでは可能であると考える。

V

生きられる癒しの風景を求めて

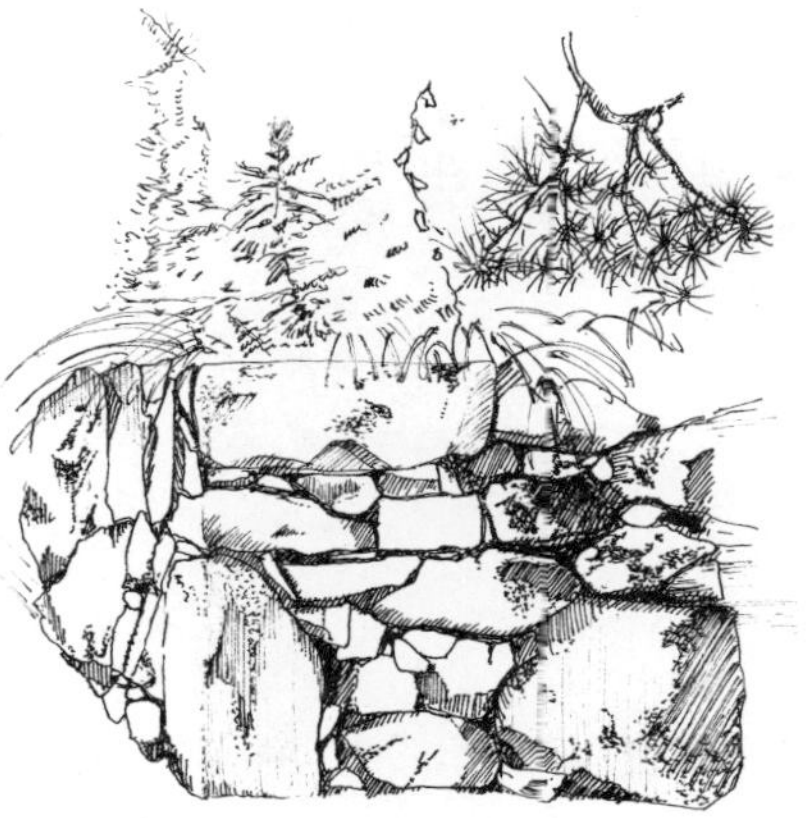

さまざまな生きられる風景

人がストレスを感じたとき、自らの「癒し」として、緑を求めることは証された。若者であっても、高齢であっても、人は「疲れた」と思ったときに、緑のある草原や、木陰、小川のせせらぎを求めているのである。

軽度の認知症であっても、一二枚の風景を食い入るように眺め、雪景色の写真を指差し「ここに主人と行きました」（兼六園）とつぶやく人がいた。被験者の誰も、一二枚の風景の聞き取り調査を、途中で止めたいといわなかった。アルツハイマー病で、問題行動が出始めた被験者も、バラの写真を見て「私、バラを植えていたわ」と言い、椅子に座りなおして、一二枚の写真を眺めた。これらの反応をみるにつけ、人の生得的な「緑を恋う思い」は神秘に近い。

風景と死に対する癒しの関係は、死との距離によって、生きられる風景が変化した。悲しみの只中にあり、悲しみに同質化している状態は、暗く、冷たく、孤独な、風景を選ぶ。しかし、悲しみの底から再び浮上し、少しずつ生きる方向に進み、悲しみと異質化を始めると、人は光の風景を目指す。

「悪性腫瘍の再発がわかったとき、暗い夜の風景しか見たくなかった。でも今は、庭の花が、愛おしく、すべてがキラキラ輝いている」と、患者はいう。

一二枚の風景写真の聞き取り調査を続けるうちに、被験者の答えによって、悲しみを乗り越えられたか、あるいはまだ、明けない苦しみのうちにあるかが手に取るようにわかるようになった。一二枚の風景を選択するがん患者の姿は、真剣であった。認知症高齢者と同様に、誰一人、途中で投げ出す人はいない。おおよそ二〇～三〇分、無意識のうちに、彼らは多くの心のうちを語った。

ミリューセラピーは、ノンバーバルのセラピーであるはずが、人々は風景を介在させて、饒舌であった。ボルノーの言うように、人は気分によって風景を生きるのであろう。明るい気分を、「晴れ晴れ」といい、暗い気分を「曇った」と、というように、私たちは風景の中に生きているのである（ボルノー、一九七三）。

前掲書『気分の本質』。

風景の中に、待つ

彼らは、風景の中に、「今ここでなら生きられる風景」を選択したのである。それは、個人個人がもつ調和と安息をもたらす、「いのちとの接触形態」すなわち、生きられる空間として「生きられる風景」を選択したといえる。

ミンコフスキー（一九九九ａ）は、「人間は、生命との接触、自然なもの、原始的なものとの接触を回復すること、その他すべての精神的生命の湧き上がる源泉に立ち戻ることを求めている」と述べ、また「周囲の生成に浸透され、それと一体をなすと感じながら、それとともに調和を持って前進する能力を有している」と表現している。風景の中に、かれらは生きられる時間の流れを感じ取っている。明るい時間、暗い時

前掲書『生きられる時間　１』。

間、愛おしい時間、辛い時間……。

カントのいう、認識の道具としての多様な時間が、存在するのである。生きられる空間と、生きられる時間が、交差する場は、私たちの身体そのものの中でしかないのである（岩城、二〇〇一）。

すなわち人は、風景の中で、何かを「待って」いるといえよう。

岩城見一『感性論――エステティックス　開かれた経験の理論のために』昭和堂、二〇〇一年。

待つ、とは何か

彼らは、いったい何を待っているのだろうか。

ここで、「待つ」、あるいは「待機すること」とはなにかを考えてみたい。

鷲田（二〇〇六）は、待つことについて次のように説明する。

鷲田清一『「待つ」ということ』角川学芸出版、二〇〇六年。

　意のままにならないもの、偶然に翻弄されるもの、自分を超えたもの、自分の力ではどうにもならないもの、それに対してただ受身でいるしかないもの、いたずらに動くことなくただそこにじっとしているしかないもの。そういうものにふれてしまい、それでも「期待」や「希い」や「祈り」を込めなおし、幾度となくくりかえされる、それへの断念のなかでも、それを手放さずにいること、おそらくそこに「待つ」ということがなりたつ。

（中略）

　待つとは、偶然をあてにすることではない。何かが訪れるのをただ受け身で待つということでもない。「待つ」は、今ここでの解決を断念した人に残された乏しい行為ではあるが、そこにこの世への信頼の最後のひとかけらがなければ、待つことすらできない。

また霜山も『素足の心理療法』（二〇〇三）の中で、以下のように述べる。

霜山徳爾『素足の心理療法』みすず書房、二〇〇三年。

「待機性」（待つ）とは、気の弱さや無関心とはまったく関係がなく、ゆるやかな、恒常的なやさしさを持ち、また過去を少しも問うことなく、静かに未来に対する信頼に満ちた関係を持つことである。

待機性とは、もっと鷹揚なゆったりした、内的能動性があり、かつ期待されていることの生起は確実に知らされておらず、その事柄は漠然と、遠い未来にある。したがってそのイメージは、不明である。

四季の運行を待つのにも似た、あるいは北国の雪ノ下で、草木の芽がじっと春がくるのを待つような、自然への信頼感にも似たもので、時間に対して開かれている。（傍点筆者）

「待つ」とは、未来に、緩やかにそして信頼をもって自分自身を開いていることなのである。

いのちの兆しをアフォードする

待つためには、時間に開かれた私がいなければならない。時間に緩やかに開かれていることは、わずかな変化に気づくことでもある。わずかな気づきによって、人は感動をおぼえる。

感動とは、あらかじめ決められて存在するものではなく、期待していないものの中に、また日常の差異の中に出現する。「いつもと違う夕日」、「いつもと違う、せせらぎの音や水面の光」、「昨日まで、咲いていなかった草花」などなど。日常の差異の中に、人は、生きられる兆しを見出すことができる。

前章でアフォーダンスのことを述べたが、個々の動物が必要とする環境の中にある生きるための情報であるアフォーダンスは、視覚だけではなく、五感で掴み取るものである。人が知覚するのは、日常の「不変」と「変形」との差異である。この中に、人は、世界の「持続」と「変化」を摘み取るである。風景の中の「いのちのかすかな変化と持続」という情報の存在するところに、人は、生きられるアフォーダンスを得られる。

待つことと祈ること

期待に対して、人は「待つ」のであれば、その行為の先に何があるのだろうか。鷲田は「待つ」先に、「希い」や「祈り」があるという。では、「祈り」とは、何であろうか。

鷲田（二〇〇六）は、「待つ」ことと「祈る」ことについて説明する。

前掲書『「待つ」ということ』。

祈りは、あくまでの、待つことのひとつの形であって、「神様への要求ではない」むしろ反対に、われわれにはその意図を推し量ることの不可能な、理解を絶した一つの力からの神秘的意志に依存するものと考えられる。祈っている人は、その祈りに対する答えに関しては、自分自身まったくわからないものであると考えている。

ミンコフスキー（一九九九ａ）は生きられる時間の中で「祈り」について以下のように述べる。

祈りにおいて、われわれが、われわれ自身や、われわれを取り囲むいっさいのものの上に昇り、われわれの視線を遠く無限の地平へ、時間と空間のかなたに、ある領域へ、運ぶという事実がある。

祈りは、ひとつの「生きられる全面的内面化」である。（中略）私の存在の底から立ち昇り、宇宙のかなたに進むのである。祈りは、希望と期待によって創られる系列のより高い階梯を構成する。

前掲書『生きられる時間 1』。

すなわち、祈りとは、信仰宣言ではなく、絶対的なものにたいする畏敬の行為といえる。

この絶対的な畏怖に対して霜山（二〇〇三）は次のように述べる。

前掲書『素足の心理療法』。

おのれをとりまく一切の親しいものの死に心を打たれる「死の瞬間における死」に照応するところの「生」への畏敬であり、おのれをとりまく山川や草木魚をふくむ「いのち」への畏敬なのである。畏敬は必ずしも高い力、強いものに対してではなく、隣人や幼ない者や万象に接する念である。

山や海や風や星星、そして何よりも草木虫魚の「生きられた」空間のなかにある、何ものにも代えがたいものとして、それに根源本的な信頼をよせることである。そしてそれを前提として、畏敬が生まれる。畏敬は欺かれることがあるかもしれないが、買収されることはなく、どんな批判に対しても、目をつぶらない。畏敬は人間の厳然たる限界を確信するところに基づく。この限界に対して残照の地平から別なものが、視野に現れる時、畏敬の念が生じてくる。

前章で、アウシュビッツの収容者のことに触れたが、彼らもまた、自然の神秘、絶対的な何かに対して、祈りを込めていた。祈りを込めることそのものを、どれほど欲しているか、あるいは、それが収容所の中での、人間としての生きる力になっているかに、彼らは気づいてはいなかった（フランクル、二〇〇二）。

祈りは、人間としての、本質的な行為である（奥村、二〇〇四）。そして、祈りの基底には、決して目の前では裏切られないという、安心の手がかりが、必要なのである。

前掲書『夜と霧』。
奥村一郎『祈り』女子パウロ会、二〇〇四年。

宗教を超えた祈り

変化するいのちの循環や、受動的死や能動的死、そして祈りを説明してきたが、死を感じ、受け入れる脳の部位は、いったい、どこなのであろうか。

柳澤（二〇〇五）は、大脳新皮質の中に人間しか持たない機能があると述べている。脳には、最も原始的形態として脳幹（呼吸・心拍などの生命維持）がある。進化が進み、大脳辺縁系（闘争・縄張り意識・生殖など）が両生類や爬虫類に見られるようになった。哺乳類はさらに進化して、大脳新皮質が大きくなった。

柳澤桂子『いのちの日記――神の前に、神とともに、神なしに生きる』小学館、二〇〇五年。

フロイトやユングのいう無意識をつかさどる部分（一次過程）は、脳幹や大脳辺縁系である。次の意識（二次過程）は、大脳新皮質がつかさどる部分である。精神科医で心理学者のS・アリエティは、この一次、二次過程ののちに三次過程が存在し、本能と、それがもたらす強い力が、働き、昇華されると述べている。すなわち、芸術活動や思想構築時には、二次から三次への移行が関与する。これは、芸術活動のみならず、魂の奥で発生する神秘的な回想作用なども、この部分に属し、これは「内概念」であると説明した。

この内概念を、J・C・エックルスは、「私たちは、身を浸す至福の安らぎと、真なるものへの深い共感、神秘への畏敬、自然に抱かれる喜び、文学、芸術、そして人間存在そのものの呼び起こす感動、あるいは孤独の悲しみや失望、不安、恐れ、耐え難い苦しみは、二次過程の思考で洗練されながら、私たちの心の中にあるが、言葉で表現することができない状態で漂っている。これが内概念である」と説明している。

柳澤（二〇〇五）はまた、人間の持つ内概念によって、全知全能の神に頼るのではなく、神の前に、神とともに生きる生き方があり、それは、人格神や特定宗派にこだわることのない、人間としての信仰や祈りの形であると次のようにいう。

いずこにも神が存在するという、アニミズムの時代を経て、私たちの意識は、自我の確立とともに、人格神（一神教）の認識に進化する。そこでは、人格神にひれ伏して、絶対的教えに帰依したり、その人格神の超能力を仮想することで、ひたすら救済を乞い願う信仰スタイルをとる。しかしさらに意識が進化すると、私たちは、そういう格神を超越して、「神なき神の時代」に入ることができると私は考える。（中略）

私たちは、何か大きな力、畏敬の念を抱かせる存在を感じる神経回路を遺伝的に持っているのではないか。このことは大脳生理学者のエックルスも述べている。おそらく進化の過程で、そのような神経回路が発生して、保たれ続けているのではないだろうか。か弱い一個の生物として、はかない生のよりどころとなる大いなる存在である自然に畏敬の念を抱くのは、科学的にもうなずける。わたしたち小さな弱い人間にとって、自然はまさしく、そのような偉大な存在である。そのことを脳は遺伝的記憶として感得している。

前掲書『いのちの日記——神の前に、神とともに、神なしに生きる』。

旧約聖書（コヘレトの言葉三章一〜一〇節）には、次のような一説がある。

前掲書『旧約聖書』。

天の下の出来事にはすべて定められた時がある。
生まれる時、死ぬ時
植える時、植えたものを抜く時（中略）
神はすべてを時宜にかなうように造り、また、永遠を思う心を、人に与えられる。

前掲書『三つのエコロジー』。

エコゾフィー

ガタリ（一九九三）は、二一世紀は、地球環境という空間や社会など、自分を取り巻く周辺にのみ、視線を放つのではなく、内なる自分、すなわち感性を研ぎ澄まし、自己の魂と、生と死の神秘、また自然を、眺めなければ、本質は見えてこないと、エコゾフィーを提唱した。

生きられる癒しの風景とは、単なる客体としてある風景を論じるのでは十分ではない。ガタリがいうように、一方では人間の本質的な癒しのレセプター（感受性）を、研ぎすまさされなければならない。

主体としての人間は、客体として「絶対的神秘」を感じることのできる植物が存在する風景を眺め、自分の感覚に調和させて行く。そして、無意識的に風景から癒しを得ることができる調和の感覚を研ぎすまし、スピリチュアル・ペインを軽減させることに繋げて行くのである。そのプロセスに、ミリューセラピーが存在すると考えられる。

癒しの風景を客体として介在させることで、人と人とが、草が芽吹き、若葉が萌え、花咲き、実り、そして落ち葉散る、この自然に向き合い、同じものを見つめるまなざしの中から、生きてゆく讃歌を感じ取ることができるはずである。そのような舞台として癒しの風景は、はかり知れない価値をもつのである。

宗教あるいは信仰を持つものは、死への恐怖や、生への焦燥感は軽減されやすいかもしれない。しかしそれは、一部分のペインである。現代は宗教なき時代ともいえる。このような時代であるからこそ、人を包み込む空間によって癒され、それを積極的医療に活用するミリューセラピーが必要なのである。

H・ヘッセ（一九九六）は随筆の中で、次のように述べた。

私たちの内部で働いている神性と自然の中に働いている神性とは同一不可分のものなのである。それゆえ、もし外界が滅んでしまうようなことがあっても、私たちのうちの誰かが、その外界をふたたびつくりあげることができるであろう。山や川、木や葉、根や花など、自然界にあらゆる形成物は私たちの内部にあらかじめ形成されて存在し、私たちの魂に由来するからである。その魂の本質は、永遠の生命であり、その本質を私たちは感じ取れないけれど、たいていの場合、愛の力、および創造の力として感じ取られる。

H・ヘッセ『庭仕事の愉しみ』岡田朝雄訳、草思社、一九九六年。

ミリューセラピーは、生きられる癒しの風景の中に対象者をいざない、孤独や焦燥感を軽減し、生きる方向に、そっと対象者の体を向きなおさせるセラピーである。

ミリューセラピーの研究は、緒についたばかりである。これは、人を取り巻くあらゆる分野で研究されなければならないテーマである。本研究は「生きられる癒しの風景」についての提言をおこなったが、学際分野のさらなる研究により、生きられる癒しの風景が、創出されることを信じるものである。

なぜなら、人は、友とともに、光をめざす存在だからである（島崎、一九九七）。

島崎俊樹『生きるとは何か』岩波書店、一九九七年。

参考文献

青木陽二「風景画の歴史と思い出に残る風景から探る自然風景評価の発達」『ランドスケープ研究』第六三巻第五号、二〇〇〇年、三七一-三七四頁。

青木陽二「明治以降の著書に見る風景理解の変遷に関する研究」『ランドスケープ研究』第六四巻第五号、二〇〇一年、四六九-四七三頁。

赤澤宏樹・中瀬勲「高齢者の緑化活動によるコミュニティ形成の構造に関する研究」『ランドスケープ研究』第六二巻第五号、一九九九年、六三一-六三四頁。

浅野房世・高江州義英「死に対峙する人々を癒す風景に関する研究」『日本芸術療法学会誌』第三六巻第一号・第二号、二〇〇五年、五五-六四頁。

浅野房世・高江州義英・山本徳子「「癒しの風景」イメージに関する研究」『人間・植物関係学会雑誌』第五巻二号、二〇〇六年、二五-三〇頁。

浅野房世・三宅祥介『安らぎと緑の公園づくり――ヒーリング・ランドスケープとホスピタリティ』鹿島出版会、一九九九年。

浅海奈津美・守口恭子『老年期の作業療法』鎌倉矩子・山根寛・二木淑子編、三輪書店、二〇〇五年。

J・アプルトン『風景の経験――景観の美について』菅野弘久訳、法政大学出版局、二〇〇五年。

安藤治・佐々木清志・中村珠巳・桝屋二郎「実存的不安への心理療法」『日本芸術療法学会誌』第三一巻第二号、二〇〇〇年、二二一-三二二頁。

石谷邦彦「緩和医療と死ぬ権利」『臨床死生学』第四巻第一号、一九九九年、一-八頁。

伊集院清一「構成的空間表象の病理／構成的描画法の治療的意義」『日本芸術療法学会誌』第二二巻第一号、一九九一年、一六-二五頁。

伊藤正男・井村裕夫・高久史麿編『医学大辞典』医学書院、二〇〇三年。

今道友信『自然哲学序説』講談社、一九九三年。

岩永敬造・松本直司「長野市中心市街地における心象風景の視覚条件に関する研究」『一九九〇年度　第二五回日本都市計画学会学術研究論文集』一九九〇年、六八五-六九〇頁。

岩城見一『感性論―エステティックス――開かれた経験の理論のために』昭和堂、二〇〇一年。

上田紀行『癒しの時代をひらく』法蔵館、一九九七年。

上田敏・鶴見和子『患者学のすすめ――〝内発的〟リハビリテーション』藤原書店、二〇〇三年。

氏原寛・小川捷之・東山紘久・村瀬孝雄・山中康裕編『心理臨床大辞典』培風館、二〇〇三年。

内海健・伊集院清一「拡大風景構成法の早期適用の試み――空の描画に現れた緊張病者の回復過程」『日本芸術療法学会誌』第二五巻第一号、一九九四年、四〇-四九頁。

梅原猛『森の思想が人類を救う』小学館、一九九八年。

J・ウリ「制度論的精神療法をいかに実践するのか？」いずみ病院編『いずみ病院紀要』第二〇号、二〇〇五年。

大熊輝雄『現代臨床精神医学』金原出版、二〇〇三年。

大山勲・石川雄一・花岡利幸・北村眞一「やすらぎ感に基づく生活空間の計画に関する研究」『一九九一年度　第二六回日本都市計画学会学術研究論文集』一九九一年、四〇三-四〇八。

奥野建男『文学における原風景』集英社、一九八三年。

奥村一郎『祈り』女子パウロ会、二〇〇四年。

小此木啓吾・深津千賀子・大野裕編『改訂　心の臨床家のための精神医学ハンドブック』創元社、二〇〇四年。

小野和雄『ロールシャッハ・テスト』川島書店、一九九一年。

小野充一・中神百合子・柳沢博・馬島辰則・中谷慶章「「脳死と臓器移植」をめぐる医療的問題に関する考察――緩和医療の立場から」『臨床死生学』第五巻第一号、二〇〇〇年、一一-一八頁。

皆藤章「風景構成法からみた心理療法過程——事例を中心にして」『芸術療法』第一九巻、一九八八年、一五-二一頁。

皆藤章『風景構成法』誠信書房、二〇〇〇年。

加我宏之・岡田道一・下村泰彦・増田昇「震災復興住宅の入居初期段階における居住者による自発的な緑化活動に関する研究」『ランドスケープ研究』第六五巻第五号、二〇〇二年、七五九-七六二頁。

J・カスタニェダ・井上英治編著『人間学』理想社、一九八一年。

勝原文夫『村の美学』論創社、一九八六年。

加藤正明「日本臨床死生学会創設にあたって」『臨床死生学』第一巻第一号、一九九六年、一頁。

カナダ作業療法士協会『作業療法の視点——作業ができるということ』吉川ひろみ監訳、大学教育出版、二〇〇二年。

河合雅雄「なぜ緑をもとめるのか——人の本性への回帰」山口昌男ら『ひとはなぜ自然を求めるのか』三田出版会、一九九五年。

神田橋條治『精神療法面接のコツ』岩崎学術出版社、二〇〇三年。

木岡信夫「沈黙と語りのあいだ」安彦一恵・佐藤康邦編、『風景の哲学』ナカニシヤ出版、二〇〇二年。

E・キューブラー・ロス『死ぬ瞬間』鈴木晶訳、読売新聞社、一九九八年。

E・キューブラー・ロス『死ぬ瞬間の子供たち』川口正吉訳、読売新聞社、一九九七年。

E・キューブラー・ロス『ダギーへの手紙——A Letter to a Child with Cancer』アグネス・チャン訳、佼成出版社、一九九八年。

『旧約聖書』関根正雄訳、岩波書店、一九七一年。

金恩一・藤井英二郎・安藤敏雄「植物の色彩と眼球運動および脳波との関わりについて」『造園雑誌』第五七巻第五号、一九九四年、一三九-一四四頁。

金恩一・藤井英二郎「幾何学的図形に対する韓国人と日本人の眼球運動の比較——植栽と眼球運動の関係に関する基礎実験」『千葉大学園芸学部学術報告』第四六号、一九九二年、一六五-一七〇頁。

草野亮・本田徹「アルコール依存症者の箱庭——水をめぐって」『日本芸術療法学会誌』第二二巻第一号、一九九一年、九八-一〇五頁。

草野亮「内観療法と「水のテーマ」に関する考察——アルコール依存症者の絵画に関連して」『日本芸術療法学会誌』第二七巻第一

号、一九九六年、二六-三三頁。

窪寺俊之『スピリチュアルケア学序説』三輪書店、二〇〇四年。

K・クラーク『風景画論』佐々木英也訳、岩崎美術社、一九八八年。

『グリーン情報』「特集　時代が求めているヒーリングガーデン」四月号、二〇〇一年、一三-二五頁。

黒川由紀子『回想法――高齢者の心理療法』誠信書房、二〇〇五年。

M・ゲルヴェン、『ハイデッガー「存在と時間」註解』長谷川西涯訳、筑摩書房、二〇〇〇年。

厚生省健康政策局総務課（監修訳）『死の定義―アメリカ、スウェーデンからの報告』第一法規出版社、一九九一年。

C・コッホ『バウム・テスト――樹木画による人格診断法』林勝造・国吉政一・一谷彊訳、日本文化科学社、一九七〇年。

後藤佳珠「「風景構成法」と「イメージ造形技法」を主とする心理療法課程への適用」山中康裕編『H．NAKAI風景構成法――「風景構成法」事始め』岩崎学術出版社、一九八四年。

小町谷朝生「心身作用と緑――科学は語る」『都市緑化技術』第三三巻、一九九九年、八-一一頁。

A・コルバン『風景と人間』小倉孝誠訳、藤原書店、二〇〇二年。

齋藤達哉・松本直司・高木清江・瀬尾文彰「都市の心象風景の形成要因と場面的特性に関する研究」『一九九七年度　第三二回日本都市計画学会学術研究論文集』一九九七年、三二五-三三〇頁。

佐々木正人『アフォーダンス――新しい認知の理論』岩波書店、二〇〇六年。

島崎俊樹『生きるとは何か』岩波書店、一九九七年。

島薗進・田邉信太郎・弓山達也編『癒しを生きた人々――近代知のオルタナティブ』専修大学出版局、二〇〇一年。

志村ふくみ『色を奏でる』筑摩書房、二〇〇二年。

下村泰彦・有本幸代・王蕊・増田昇「大阪市における市民に好まれる風景の空間構成および移ろい性に関する研究」『ランドスケープ研究』第六七巻第五号、二〇〇四年、六一九-六二二頁。

霜山徳爾『素足の心理療法』みすず書房、二〇〇三年。

V・ジャンケレヴィッチ『死とはなにか』谷章二訳、青弓社、一九九五年。

V・ジャンケレヴィッチ『死』仲沢紀雄訳、みすず書房、一九七八年。

『ステッドマン医学大辞典 第五版』廣済堂、二〇〇四年。

須藤訓平・渡部一二「広重の描いた『名所江戸百景』にみる水辺空間の構成に関する研究」『ランドスケープ研究』第六九巻第五号、二〇〇六年、七二五-七三〇頁。

A・スワン『自然のおしえ 自然の癒し』金子昭・金子珠理訳、日本教文社、一九九五年。

高江洲義英・高江洲田鶴子・吉田正子・国分京子・橋本ヒロ子「精神分裂症者の風景画と「間合い」」『日本芸術療法学会誌』第七巻、一九七六年、七-一五頁。

高江洲義英・大森健一「風景と分裂病心性――風景構成法の空間論的検討」中山康裕編『風景構成法』岩崎学術出版社、一九八四年。

高江洲義英「芸術療法とそれをつつむ場」『日本芸術療法学会誌』第二七巻第一号、一九九六年、一三四-一四三頁。

高江洲義英『園芸療法覚え書き』七七舎、一九九七年。

高江州義英「集団精神療法と芸術療法」徳田良仁・大森健一・飯森眞喜雄・中井久夫・山中康裕監修『芸術療法1 理論編』岩崎学術出版、二〇〇三年。

高橋進『風景美の創造と保護』大明堂、一九八二年。

武田文和「死に向かう人々にとってのインフォームド・コンセントと緩和ケア」『臨床死生学』第二巻第一号、一九九七年、一-五頁。

竹友安彦「学際的メディカル・ケアとスピリチュアル・ケアとの境界」『臨床死生学』第三巻第一号、一九九八年、一-一〇頁。

立川昭二『癒しのトポス』駸々堂出版、一九八五年。

E・ダッチャー『身心免疫セラピー』中神百合子訳、春秋社、一九九五年。

田中修『つぼみたちの生涯』中央公論新社、二〇〇〇年。

田中修『ふしぎの植物学』中央公論新社、二〇〇五年。

田中宏・有馬哲也・飯島節子「精神薄弱者施設農園における自閉症者の行動調査」『園芸学会雑誌』第六一巻別冊一、一九九二年、三九二-三九三頁。

田邉信太郎・島薗進編『つながりの中の癒し――セラピー文化の展開』専修大学出版局、二〇〇二年。

A・デーケン・曽野綾子編著『生と死を考える』春秋社、一九九五年。

A・デーケン『死とどう向き合うか』NHK出版、一九九六年。

Y・トゥアン『空間の経験』山本浩訳、筑摩書房、一九九三年。

G・ドゥルーズ／F・ガタリ『千のプラトー——資本主義と分裂症』宇野邦一・豊崎光一訳、河出書房新社、一九九四年。

内閣府『平成一八年版　高齢社会白書』ぎょうせい、二〇〇六年。

F・ナイチンゲール『看護覚え書』薄井担子訳、現代社、二〇〇二年。

仲正宏「末期患者のQOLを高めるリハビリテーション」『死の臨床』第四一号、二〇〇三年。

中神百合子「「いのち」をみまもる」東京大学大学院人文社会系研究科編『シンポジウム報告論集——新しい死のかたち・変わらない死のかたち—死生学と応用倫理』東京大学大学院人文社会系研究科、二〇〇四年。

中川原道夫・小宮山実「Synthetic House Tree Person 法に表現される描写パターンの研究」『日本芸術療法学会誌』第一二巻、一九八一年、四五-五一頁。

中村桂子「内に組み込まれた自然と、認識される自然の統合——生命誌の立場から」山口昌男ら『ひとはなぜ自然を求めるのか』三田出版会、一九九五年。

中村研之「「崖と松の木のある風景」を描いた躁うつ病者の表現病理学的検討」『日本芸術療法学会誌』第二九巻第一号、一九九八年、五-一五頁。

中村雄二郎「自然の不思議さ——共振する宇宙のなかで」山口昌男ら『ひとはなぜ自然を求めるか』三田出版会、一九九五年。

新村出編『広辞苑』岩波書店、一九九八年。

西田正憲「瀬戸内海の近代的風景の発見と定着」『ランドスケープ研究』第六三巻第一号、一九九九年、一七-二四頁。

西村匡達・松本直司・寺西敦敏「都市の心象風景の形成・想起要因に関する研究」『一九九二年度　第二七回日本都市計画学会学術研究論文集』一九九二年、七二一-七二六頁。

野村路子『テレジンの小さな画家たち——ナチスの収容所で子どもたちは四〇〇〇枚の絵をのこした』偕成社、二〇〇〇年。

G・バシュラール『空と夢』宇佐見英治訳、法政大学出版局、一九七四年。

G・バシュラール『水と夢――物質の想像力についての試論』小浜俊郎・桜木泰行訳、国文社、一九八二年。

長谷川啓三「笑いの臨床的意義と実践」『死の臨床』第四〇号、二〇〇二年。

葉室頼昭『〈神道〉のこころ』春秋社、一九九九年。

樋口忠彦『日本の景観』筑摩書房、一九九九年。

兵庫県立淡路景観園芸学校（編）『園芸療法国際サミット報告書』兵庫県、二〇〇四年。

平野真澄「末期患者の食べることへの援助――食事と療養のあいだで」『死の臨床』第四一号、二〇〇三年。

平松清志「箱庭療法面接における体験過程の基礎的研究」『日本芸術療法学会誌』第三一巻第一号、二〇〇〇年、一四-二三頁。

平山正実「臨床死生学の構築に向けて――死生学の構築に向けて」『臨床死生学』第一巻第一号、一九九六年、一四-一七頁。

平山正実「悲嘆体験者にどうかかわるか――その自立の過程を通して考える」『臨床死生学』第三巻第一号、一九九八年、一一-一七頁。

広井良典『ケアを問いなおす――〈深層の時間〉と高齢化社会』筑摩書房、一九九七年。

広井良典『死生観を問いなおす』筑摩書房、二〇〇一年。

G・フェリックス『三つのエコロジー』杉村昌昭訳、大村書店、一九九三年。

V・E・フランクル『夜と霧』池田香代子訳、みすず書房、二〇〇二年。

M・フランシス／R・T・ヘスター（編著）『庭の意味論』佐々木葉二・古田鉄也訳、鹿島出版部、一九九六年。

A・フリース『イメージシンボル辞典』山下主一郎訳者代表、大修館書店、一九八四年。

古谷勝則「自然景観における評価と調和に関する研究」『ランドスケープ研究』第六一巻第一号、一九九七年、五六-六一頁。

F・フロム-ライヒマン『積極的心理療法――その理論と技法』阪本健二訳、誠信書房、一九九四年。

H・ヘルマン『庭仕事の愉しみ』岡田朝雄訳、草思社、一九九六年。

A・ベルク『日本の風景、西欧の景観　そして造形の時代』篠田勝英訳、講談社、一九九四年。

A・ベルク『風土の日本』篠田勝英訳、筑摩書房、二〇〇〇年。

A・ベルク『風土学序説』中山元訳、筑摩書房、二〇〇二年。

O・F・ボルノー『気分の本質』藤縄千艸訳、筑摩書房、一九七三年。

O・F・ボルノー『人間と空間』大塚恵一・池川健司・中村浩平訳、せりか書房、一九八三年。

松尾英輔・藤原勝紀「園芸と人間とのかかわりに関する研究（旧題　家庭園芸に関する研究）（第6報）園芸活動のもつ人間性——猟る行動と育てる行動」『昭和六〇年園芸学会野菜部会春季大会研究発表要旨』一九八五年、二五二-二五三頁。

松尾英輔・藤原勝紀「園芸と人間とのかかわりに関する研究（旧題　家庭園芸に関する研究）（第9報）日本における花観」『昭和六一年園芸学会花き部会春季大会研究発表要旨』一九八六年、三一〇-三一一頁。

松尾英輔『園芸療法を探る——癒しと人間らしさを求めて』グリーン情報、二〇〇〇年。

丸田俊彦・森さち子『間主観性の軌跡——治療プロセス理論と症例のアーティキュレーション』岩崎学術出版、二〇〇六年。

丸山久美子「脳死と臓器移植に関する心理学的研究」『臨床死生学』第五巻第一号、二〇〇〇年、三九-四六頁。

水口公信「臨床死生学の構築に向けて——がん患者への心理的対応」『臨床死生学』第一巻第一号、一九九六年、八-一三頁。

E・ミンコフスキー『生きられる時間　1』中江育生・清水誠訳、みすず書房、一九九九年。

E・ミンコフスキー『生きられる時間　2』中江育生・清水誠・大橋博司訳、みすず書房、一九九九年。

村田久行「スピリチュアルペインの構造から考えるケア——週末期患者のスピリチュアルペイントそのケア——現象学的アプローチによる解明」『緩和ケア』第一五巻五号、二〇〇五年。

B・モイヤーズ『心と治癒力』小野善邦訳、草思社、一九九四年。

茂原朋子・渡辺貴介・十代田朗「青年の〝原風景〟の特性と構造に関する研究」『一九九一年度　第二六回日本都市計画学会学術研究論文集』一九九一年、四五七-四六二頁。

森岡恭彦「臨死の医療——安楽死をめぐって」『臨床死生学』第一巻第一号、一九九六年、二-七頁。

森下直貴「脳死移植論議の哲学的解剖」『臨床死生学』第五巻第一号、二〇〇〇年、四七-五三頁。

森本兼曩・宮崎良文・平野秀樹編『森林医学』朝倉書店、二〇〇六年。

諸川春樹『西洋絵画史入門』美術出版社、一九九八年。

A・ヤッフェ編『ユング——そのイメージとことば』氏原寛訳、誠信書房、一九九六年。

柳澤桂子『生と死が創るもの』草思社、一九九八年。

柳澤桂子『いのちの日記――神の前に、神とともに、神なしに生きる』小学館、二〇〇五年。

山中康裕編『H．NAKAI風景構成法――「風景構成法」事始め』岩崎学術出版社、一九八四年。

養老孟司「ひとはいつ死ぬか」『臨床死生学』第四巻第一号、一九九九年、二三-二六頁。

吉本隆明「色の重層」七字英輔編『ｉｓ　増刊号「色」』ポーラ文化研究所、一九八二年。

A・ルロワ＝グーラン『身ぶりと言葉』荒木亨訳、新潮社、一九七三年。

D・レルフ（編）『幸せをよぶ園芸社会学』佐藤由巳子訳、マルモ出版、一九九八年。

K・ローレンツ『自然界と人間の運命』谷口茂訳、新思索社、二〇〇五年。

鷲田清一『教養としての「死」を考える』洋泉社、二〇〇四年。

鷲田清一『「待つ」ということ』角川学芸出版、二〇〇六年。

和辻哲郎『風土』岩波書店、一九九八年。

R.E. Allen (Ed.), *The Pocket Oxford Dictionary of Current English Seventh Edition*, Clarendon Press, Oxford, 1989.

Collins Robert French Dictionary: First Harper Collins Edition, Collins Glasgow, 1993.

P. Davies (Ed.), *The American Heritage Dictionary of the English Language*, Dell Publishing, New York, 1979.

M. Dannenmaier, "Healing Gardens", *Landscape Architecture*, Vol. 85(1), pp. 56-80, 1995.

N. Gerlach-Spriggs, N.R.E. Kaufman & S.B. Warner Jr., *Restorative Gardens : The Healing Landscape*, Yale University Press, New York, 1998.

N. Gerlach-Spriggs, "A Healing Vision", *Landscape Architecture*, Vol. 89 (4), pp. 134-135, 1999.

R. Kaplan & S. Kaplan, *The Experience of Nature: A Psychological Perspective*, Cambridge University Press, New York, 1989.

C.C. Marcus & M. Barnes (Eds.), *Healing Garden: Therapeutic Benefit & Design Recommendations*, Tohnwiley and Sons, Inc., New York, 1999.

S. Minter, *The Healing Garden- A Natural Heaven for Emotional and Physical Well-being*, Headline Book Publishing PLC,

London, 1993.

S. P. Simon & M.C. Strause (Eds.), *Horticulture as Therapy: Principles and Practice*, The Food Production Press, New York, 1999.

J. W. Thompson, “A Question of Healing”, *Landscape Architecture*, Vol. 88 (4), pp. 66-73 & 89-92, 1998.

J. W. Thompson, “Healing Words”, *Landscape Architecture*, Vol, 90 (1), pp. 54-57 & 73-75, 2000.

M. Tyson, *Healing Landscape: Therapeutic Outdoor Environments*, McGraw-Hill, New York, 1998.

J. M. Westphal “More Hype than Healing”, *Landscape Architecture*, Vol. 89 (4), pp. 133 & 136, 1999.

R. S. Ulrich, “Stress Recovery during Exposure to Natural and Urban Environments”, *Journal of Environmental Psychology* (11): 201-230, 1991.

おわりにかえて

本著は私の学位論文取得後の研究を中心にとりまとめたものです。

一九九〇年代初頭から、「人を癒す風景」について研究をしたいと考えていました。当時は、日本全体がバブル景気に浮かれており、悲しみの只中にあるものの存在は、忘れられていました。いえ、むしろ「見ないようにしていた」というのが、適切かもしれません。

一方、アメリカではマイノリティの権利を保障するアメリカ障害者法が施行され、障害者の権利に関する旋風が巻き起こっていました。社会の影を見ようとしない日本と、影に注視し、そこに光を当て始めたアメリカの違いに、当惑していました。その中で、高齢者や障害者も、自然の癒しを得られるシステムとして「緑のユニバーサルデザイン」を取りまとめ、日本に紹介しました。しかしこれは、自分の研究の核心ではないと感じていました。

「なぜ緑が人を癒すのか？」

「どのような悲しみに、どのような緑が効果があるのか？」

研究が進めば進むほど、疑問が増します。しかし諸外国の先駆研究はもとより、参考文献すら、見つからない状況でした。

その折に、出会ったのが、本書の共著者である高江洲義英氏です。氏は、私が研究を始める一〇年以上も前から、精神科領域で「風景の癒し」を研究していました。本文で引用した芸術療法における風景構成法が、その一部です。氏と出会ったことで、風景が積極的治療媒体として活用できる確信を得、氏の指導のもと、研究を進めました。

あっという間の一八年。

日本の社会は、いつのまにか富の格差が表出し、社会の影の部分を、どのように扱うかが、重要な課題となりました。高齢化率も上昇し続け、今世紀半ばには、人口の四〇%が後期高齢者で占められます。孤独や死が、日常化します。

このような社会状況の中に、氏と共著という身に余る栄誉のなかに風景による癒しの研究を、「生きられる癒しの風景」として、取りまとめられたことは、大きな喜びです。

さて、私は、現在大学にて植物介在（園芸）療法学の教鞭をとり、その研究室の責任者でもあります。しかし学生たちは私のことを影で、《緑教の教祖》と呼んでいるようです。「緑は万病に効く」とまでは、言い切りませんが、万人の「こころの扉」を開ける魔法を持っていると、力説しています。突然の事故で下半身麻痺になった患者が自暴自棄になるのは当然ですが、木漏れ日や花が、リハビリテーションに取り組むための「こころの扉」を開くきっかけになりました。人とのコミュニケーションを閉ざした神経症の小さな女の子が、園芸療法のセッションだけは、毎週かならず参加し、作った作品を他者に手渡したことから、コミュニケーションが復活したこともあります。幸せなことに、多くの「緑の魔法」を体験してきました。これは、私だからではなく、緑がなせる業です。

「緑の癒し」に興味を持ち始めたのは、いつ頃からだろうかと考えました。

私は、兵庫県宝塚という当時は自然豊かな地域で育ちました。庭には時々、キジやサルなどがやって来ました。野性の本能が強い柴犬たちが、庭から続く里山に、到来の獲物を、どこまでも追いかけてゆきます。私の日課は、祖父とこの猟犬数匹を、山の頂上まで散歩に連れてゆくことです。祖父は散歩の途中、大きな松や岩を示し、神が宿ると、私に教えました。その地にある水、木、岩、大地、すべてのものを大切にしなければならないという考えを「アニミズム」と呼ぶことを知ったのは、祖父が亡くなってから、ずいぶん後のことです。

「緑や自然が人を癒す」という信念に近い思いを、研究テーマに選び、世に問いたいと考えたのは、祖父を通して感じた「自然への畏敬」ゆえと、思います。

自然は大きな力で、逝く悲しみや、遺される悲嘆を癒してくれます。家族の中の小さな諍いも、人生への迷いや、悩みも、めぐる季節は、やさしさと寛容をもって、抱きかかえてくれます。

風景の癒しは、これから、医療、農学、福祉、心理、都市計画など、さまざまな学際領域が力を結集させ、研究が拡大発展することとを、確信しています。これからの日本に必要な新しい学問分野になることでしょう。私の拙い研究が、その根太になればと、思っています。

末尾ながら、九州大学での学位指導者である、松尾英輔九州大学名誉教授、研究アシスタントの中井美恵さん、なかなか進まない執筆にお付き合いいただいた人文書院の井上裕美さんらのお力がなければ、本書は世に出なかったと考えます。そして、いつも私を支えてくれる家族、特に娘の麻未に、深く感謝します。

最後に、自然への讃歌と畏敬を、生活の中で教えてくれた亡き祖父、充保に、感謝をこめて本著を捧げるとともに、これを誰よりも理解する兄の潤、姉のさとゑに、充保の思い出とともに、捧げたいと思います。

二〇〇八年二月　早春の六甲山麓にて

浅野　房世

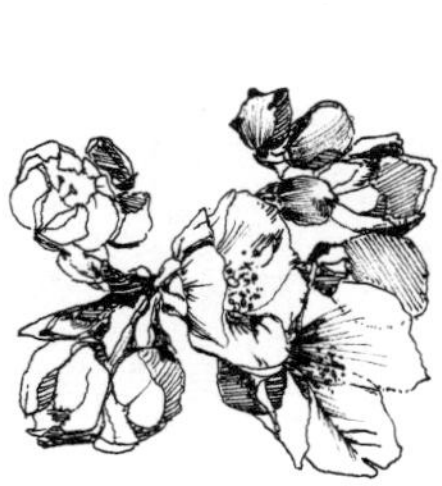

著者略歴

浅野　房世（あさの・ふさよ）

東京農業大学農学部バイオセラピー学科：植物介在（園芸）療法学研究室　教授
技術士(都市及び地方計画)
一級造園施工管理技師
上智大学経済学部卒業
九州大学にて「癒しの風景」に関して博士号取得：専門研究はタナトロジー（死生学）と風景の関係
人間・植物関係学会理事
日本園芸療法学会理事
林野庁　林政審議委員
日本造園学会　学会賞（2000年）
リー・マッキャンドリス賞：アメリカ園芸療法協会（2004年）
ロン・メイス賞：国際ユニバーサル・デザイン・センター（2004年）
主な著書：「人にやさしい公園づくり」（鹿島出版会　共著）「安らぎと緑の公園づくり」（鹿島出版会　共著）など。

高江洲　義英（たかえす・よしひで）

医療法人和泉会理事長
精神科医師
昭和46年東京医科歯科大学医学部卒業
獨協医科大学精神神経医学教室講師を経て、昭和60年いずみ病院を設立
日本園芸療法学会理事長
西日本芸術療法学会理事長
東京農業大学客員教授（前東京農業大学教授）
日本芸術療法学会　学会賞（1995年）
沖縄文化協会賞（2000年）
日本文化デザイン大賞（2003年）
主な著書：「芸術療法講座」（星和書店　共著）「精神の管理社会をどう超えるか？：制度論的精神療法の現場から」（松籟社　共著）など多数。

生《い》きられる癒《いや》しの風景《ふうけい》
――園芸療法からミリューセラピーへ――

2008年6月30日　初版第1刷発行
2015年4月20日　初版第2刷発行

著　者　浅野　房世
　　　　高江洲義英

発行者　渡辺博史

発行所　人文書院
〒612-8447 京都市伏見区竹田西内畑町9
電話 075-603-1344　振替 01000-8-1103

印刷所　㈱冨山房インターナショナル
製本所　坂井製本所

http://www.jimbunshoin.co.jp
落丁・乱丁本は小社送料負担にてお取替えいたします

ISBN 978-4-409-34039-4 C1011

花の命・人の命

——土と空が育む

斧谷彌守一 編　二五〇〇円

共振する花の命と人の命。本書は、「花の命」と「人の命」の生々しさという関係性を軸に、現代日本の感性の変容を読み解く試みである。園芸療法やユング派の立場からの論考、日本神話から沖縄文学まで、文学・美学・臨床心理学・精神医学・生物学などの幅広い領域から読み解く論集。

表示価格（税抜）は2008年６月現在のもの